缓解**膝盖疼痛**
这么练就对了

（中老年大图大字版）　**闫琪　人邮体育**　编著

U0125944

人民邮电出版社
北京

图书在版编目（CIP）数据

缓解膝盖疼痛，这么练就对了：中老年大图大字版 / 闫琪，人邮体育编著. -- 北京：人民邮电出版社，2022.10
ISBN 978-7-115-59662-8

Ⅰ．①缓… Ⅱ．①闫… ②人… Ⅲ．①膝关节－关节疾病－防治－中老年读物 Ⅳ．①R684-49

中国版本图书馆CIP数据核字(2022)第121386号

免责声明

本书内容旨在为大众提供有用的信息。所有材料（包括文本、图形和图像）仅供参考，不能替代医疗诊断、建议、治疗或来自专业人士的意见。所有读者在需要医疗或其他专业协助时，均应向专业的医疗保健机构或医生进行咨询。作者和出版商都已尽可能确保本书技术上的准确性以及合理性，并特别声明，不会承担由于使用本出版物中的材料而遭受的任何损伤所直接或间接产生的与个人或团体相关的一切责任、损失或风险。

内 容 提 要

本书是由国家体育总局体育科学研究所研究员、多位奥运会冠军的休能教练闫琪博士编写的缓解中老年人慢性膝盖疼痛的日常锻炼指导书。本书首先简要介绍了膝盖的构成、膝盖疼痛的分级方法及疼痛原因，随后按照"从功能到体能"5步法的原则，为有强化膝盖功能、缓解膝盖疼痛需求的人群设计了10套完整的锻炼计划。无论是健身零基础的普通人，还是拥有较高体能水平的健步走、广场舞、太极拳爱好者，都可以根据自身情况，选择合适的计划进行锻炼。此外，本书通过真人示范、分步骤图解的形式对各个动作进行了详细展示，旨在帮助中老年人缓解膝盖的慢性问题。

◆ 编　著　闫　琪　人邮体育
　　责任编辑　李　璇
　　责任印制　马振武
◆ 人民邮电出版社出版发行　　北京市丰台区成寿寺路 11 号
　　邮编　100164　　电子邮件　315@ptpress.com.cn
　　网址　https://www.ptpress.com.cn
　　临西县阅读时光印刷有限公司印刷
◆ 开本：700×1000　1/16
　　印张：9.75　　　　　　　　2022 年 10 月第 1 版
　　字数：183 千字　　　　　　2022 年 10 月河北第 1 次印刷

定价：49.80 元

读者服务热线：(010)81055296　印装质量热线：(010)81055316
反盗版热线：(010)81055315
广告经营许可证：京东市监广登字 20170147 号

别让膝盖继续疼

膝关节疼痛，俗称为膝盖疼痛。而如果你留心观察周围的老年人群体，会发现很多老年人都被膝盖疼痛这个问题所困扰。很多老年人无论是上下楼梯，还是弯腰捡东西，都时常感到膝盖疼，有时膝盖处还会有异常的响声。

膝盖疼痛是因为他们缺乏锻炼吗？事实上，很多老年人比年轻人拥有更多的锻炼时间，健步走就是老年人群体中十分流行的健身方式。

膝盖疼痛是年龄增大导致的吗？虽然人体各器官会随着年龄的增长而逐渐老化，但疼痛不应该是正常老化的表现。

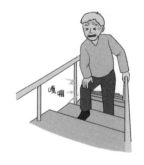 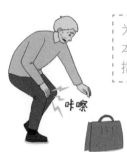

为了便于阅读和理解，本书用"膝盖"一词来泛指膝关节及周围组织。

那么，膝盖疼痛到底是什么病症引起的呢？

很多老人在发现疼痛不能自行减轻或消除后，往往会来到医院问诊，而最常见的诊断结果是膝关节退行性病变，通俗地说，就是老年性关节炎。造成这种疾病的原因有很多种，比如膝关节的老年性退化，膝关节的负担过大、长期磨损等。

！ 这些行为和病症都会引起膝盖疼痛

- 长期站立
- 过度使用
- 膝盖受寒
- 摔跤伤到膝盖
- 缺钙导致的骨质疏松
- 半月板损伤
- 滑膜炎
- 膝关节韧带损伤

医生的嘱咐：回去加强锻炼

很多老年人在膝盖出现疼痛后来到医院进行各种检查，但并没有发现有诸如撕裂、错位等明显的结构性问题。这时，医生一般都会嘱咐他们回去后加强锻炼，让膝盖变得结实起来。那么问题就来了，如何锻炼，才能让膝盖结实起来呢？健步走是很多人都认可的健身方式，可为什么越走膝盖越疼呢？

你明白怎么锻炼吗？

毫无疑问，如果想解决问题，我们就要找到问题的根源，了解疼痛产生的原因。人体所出现的疼痛，除了由明显的组织创伤带来之外，还有很多其他方面的原因。下面我们以膝关节为例，来具体说明。膝关节的疼痛常来自关节面的磨损，关节面本身并不能感知疼痛，而磨损带来的炎症会使我们感到疼痛。关节面的磨损一般来自以下几个方面：

● 和膝关节相关的某些肌肉、筋膜组织过于僵硬和紧绷，甚至力量过于薄弱。膝关节在这些失衡的肌肉、筋膜组织的牵拉下，就会处于位置偏移的状态，在这种状态下活动，必然会使关节的某一部分承受更多的压力，从而产生磨损。

● 相邻的关节存在活动度不足或肌肉力量薄弱的状况。比如，髋关节和膝关节互为"邻居"，一旦髋关节灵活性不足或相关肌肉变得薄弱，本该由髋关节承担的力，会被迫由膝关节来承担，进而加重膝关节的磨损。如果髋关节活动度不足的话，也会让膝关节偏离正确的位置，受力不均匀，产生损伤。

● 运动时动作不正确。比如健步走，在脚落地时，膝关节和脚尖方向不一致，或者有明显的骨盆倾斜等问题，这时大部分来自地面的反作用力都会由膝关节独自承担，由此造成膝关节的磨损。

所以，认识到这些原因，才能慢慢学会放松紧张的肌肉，纠正身体肌肉、筋膜组织存在的不平衡现象。运动时注意将动作做正确，才能做到有效锻炼，让身体更加结实，在以后的运动中减少受伤的可能。

本书阅读指南

理论版块，帮助读者了解本书所涉及的基础知识。

通过图片加强对理论内容的理解。

通过图注对图片中的名词进行解释。

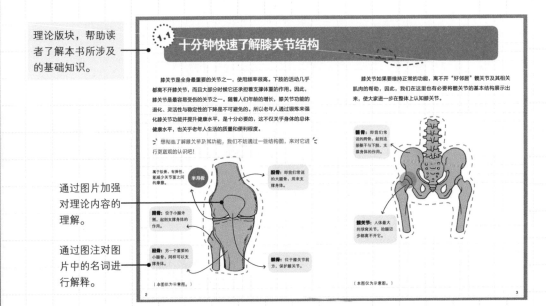

筛查目的以及筛查的重点。

筛查版块，为读者提供一系列筛查方法。

筛查注意事项。

筛查标准。

筛查步骤。

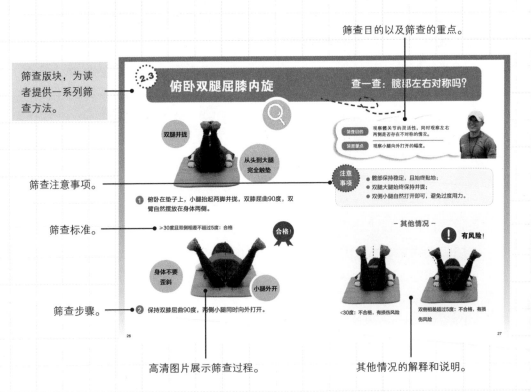

高清图片展示筛查过程。

其他情况的解释和说明。

为便于读者明确动作所属的锻炼计划，每页均列出计划名称。

动作版块，完整展示练习动作。

动作持续时间。

高清图片展示动作练习过程。

动作组数。

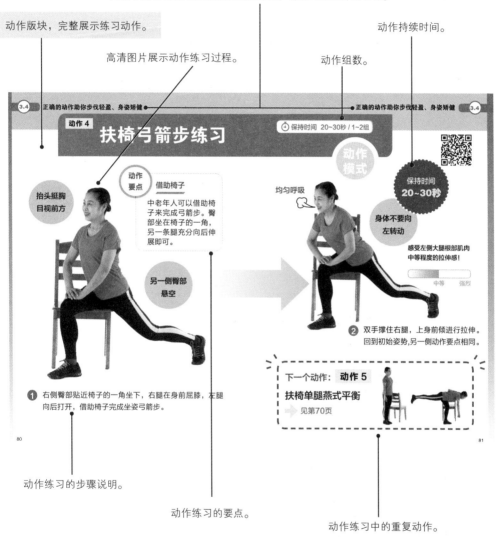

动作练习的步骤说明。

动作练习的要点。

动作练习中的重复动作。

视频获取说明

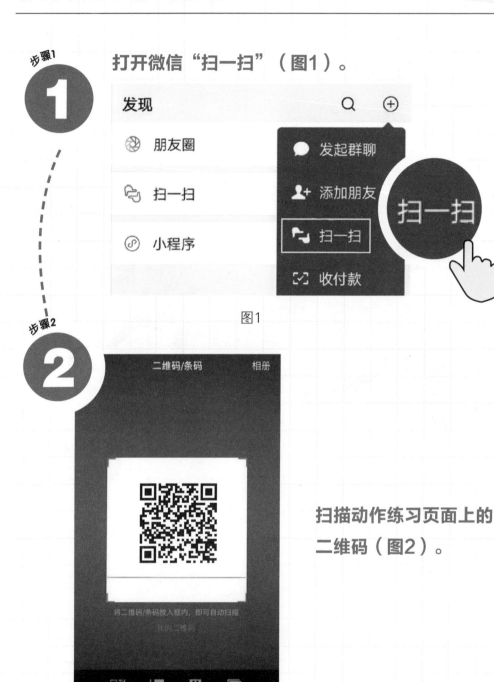

步骤1

1 打开微信"扫一扫"（图1）。

图1

步骤2

2 扫描动作练习页面上的
二维码（图2）。

图2

点开微信"扫一扫"

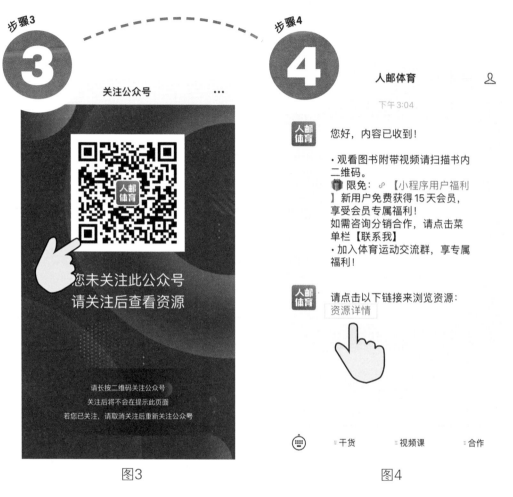

图3

图4

长按"人邮体育"微信公众号二维码，然后关注（图3）。

点击"资源详情"，即可进入动作视频观看页面（图4）。

小提示：本书大部分锻炼动作都配备了视频，如果您已关注"人邮体育"微信公众号，扫描右上角二维码后可直接进入动作视频观看页面。

描书中二维码 ------> 关注公众号 ------> 点击"资源详情"

目录

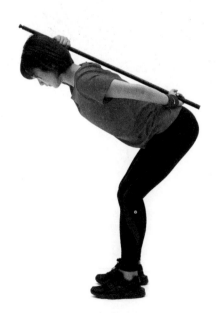

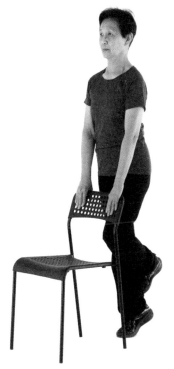

3:5 小物件也有大用处：帮你轻松增强力量

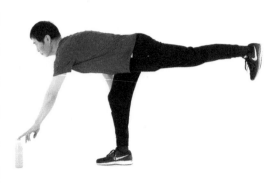

CHAPTER

4 第4章

4.1 改善膝关节外侧疼痛的秘籍

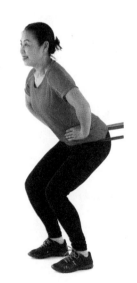

4.2 膝关节内侧疼痛？简单动作马上缓解

4.3 几招快速打败膝盖前侧慢性疼痛

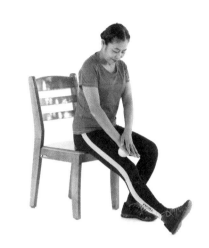

CHAPTER 5 第5章

5.1 广场舞明星必做的练习

5.2 太极拳达人必做的练习

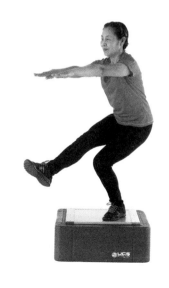

本书所需工具

瑜伽垫

瑜伽垫带有弹性，将其垫在身下可以起到缓冲的作用，减少磕伤。

选择带防滑功能的瑜伽垫

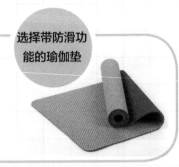

可用毛巾代替

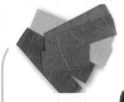

弹力带

弹力带可以产生阻力，有助于进行力量锻炼。可以根据自身需求选择不同长度的弹力带。

哑铃

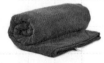

哑铃是力量锻炼的常用器材，中老年人不宜使用重量过大的哑铃。

可以用装满水的水瓶代替

可用网球代替

筋膜球可以缓解肌肉酸胀、僵硬或疼痛等问题，用于自我放松。

筋膜球和泡沫轴

此外，像椅子、洗衣液桶等家用小物，请读者按需准备。

CHAPTER
1
第1章

　　缓解膝关节疼痛的问题，首先要了解膝关节的相关知识。本章以简洁生动的方式，展示了膝关节的结构和功能，并解释说明了与膝关节疼痛相关的那些"你所不知道的事儿"。

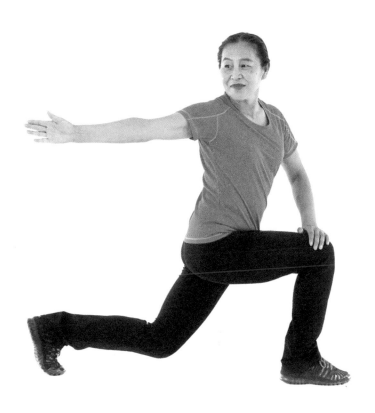

十分钟快速了解膝关节结构

　　膝关节是全身最重要的关节之一，使用频率很高。下肢的活动几乎都离不开膝关节，而且大部分时候它还承担着支撑体重的作用。因此，膝关节是最容易受伤的关节之一。随着人们年龄的增长，膝关节功能的退化、灵活性与稳定性的下降是不可避免的。所以老年人通过锻炼来强化膝关节功能并提升健康水平，是十分必要的，这不仅关乎身体的总体健康水平，也关乎老年人生活的质量和便利程度。

　　想彻底了解膝关节及其功能，我们不妨通过一些结构图，来对它进行更直观的认识吧！

属于软骨，有弹性，能减少关节面之间的摩擦。

半月板

股骨： 即我们常说的大腿骨，用来支撑身体。

腓骨： 位于小腿外侧，起到支撑身体的作用。

胫骨： 另一个重要的小腿骨，同样可以支撑身体。

髌骨： 位于膝关节前方，保护膝关节。

（本图仅为示意图。）

膝关节如果要维持正常的功能，离不开"好邻居"髋关节及其相关肌肉的帮助，因此，我们在这里也有必要将髋关节的基本结构展示出来，使大家进一步在整体上认知膝关节。

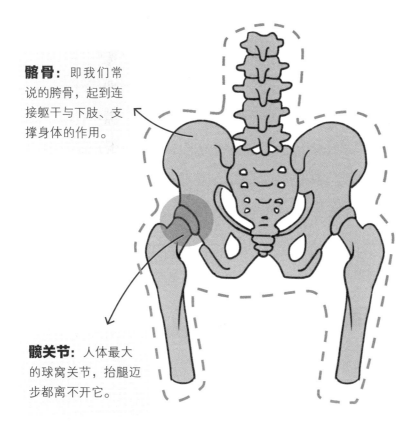

髂骨：即我们常说的胯骨，起到连接躯干与下肢、支撑身体的作用。

髋关节：人体最大的球窝关节，抬腿迈步都离不开它。

（本图仅为示意图。）

疼痛分级指南

遇到这些情况一定要看医生 ❗

本书所给出的针对膝盖疼痛的筛查方法、判断方法、解决方案，以及功能强化方式和锻炼方式，都是针对膝关节功能性退化，或不剧烈的膝盖慢性疼痛而言的。如果您的疼痛属于这一范围，可参考本书。但如果您的膝盖疼痛比较严重，或不知道疼痛的原因是什么，则一定要去看医生。

另外，如果您身体各部位的疼痛来自以下几点：骨折、感染、炎症、癌症、中枢神经受损、基底动脉供血不足等，也要抓紧时间去医院问诊，不适合使用本书进行锻炼。

如何判断膝盖的健康状况

老年人如何来判定自己膝盖的健康状况呢？我们可以参照生活中存在的各种表现，对自己膝盖的功能进行一个简单估计。

> 这里安排一个比较切实可行的调查问卷，供大家参考。

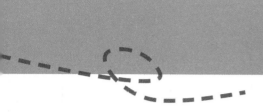

（1）长时间持续站立膝盖会疼吗?

0 分：不会。

1 分：会疼。

（2）走路时膝盖会疼吗?

0 分：不会。

1 分：行走一段时间会疼。

2 分：一走路就疼。

（3）从椅子上站起时需要双手支撑吗?

0 分：不需要。

1 分：需要。

（4）上下楼梯是否需要扶着扶手?

0 分：不需要。

1 分：不借助扶手会感到很困难。

2 分：必须借助楼梯扶手。

（5）能做到屈膝下蹲动作吗?

0 分：很容易做到。

1 分：能做到，但比较困难。

2 分：完全做不到。

（6）在崎岖的路面上走路是否有困难?

0 分：完全没有困难。

1 分：能走，但很困难。

2 分：完全不能行走。

评分说明

0 分：功能完全正常　　4~6分：功能障碍

1~3分：轻度功能障碍　　7分及以上：严重功能障碍

根据问卷，你能得几分呢？分数越高，说明你的膝关节功能越薄弱，需要加强锻炼。

　　除了用问卷来初步了解膝盖的功能和健康状况外，你还可以借助下面的疼痛等级图谱或疼痛等级脸谱图，来判断自己的疼痛程度。其中，疼痛程度被分为10级。

　　如果你的疼痛程度为4级以下的慢性疼痛，可参考本书提供的方案进行锻炼；但如果测试或锻炼过程中有任何不适或疼痛加剧的情况，请立即停止并咨询专业人员。

　　如果你的疼痛程度为4级或4级以上，则不建议进行本书中的功能锻炼，最好找医生进行医学检查。

疼痛等级图谱

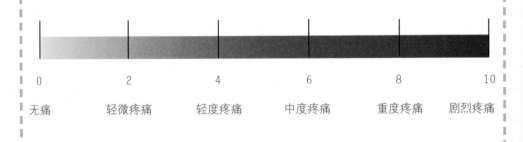

0	2	4	6	8	10
无痛	轻微疼痛	轻度疼痛	中度疼痛	重度疼痛	剧烈疼痛

疼痛等级脸谱图

0

无痛　　　膝盖无比轻松，毫无痛感。

2

轻微疼痛　隐隐有疼痛感觉，几乎不影响活动。

4

轻度疼痛　有明显疼痛感觉，对正常活动有一定影响。

6

中度疼痛　很明显的疼痛感觉，对正常活动有较大影响。

8

重度疼痛　几乎无法正常活动。

10

剧烈疼痛　无法正常活动。

1.3 膝盖疼就是膝盖的问题吗

人是一个整体，
膝关节好不好，它的"邻居"们是关键

人体是一个整体，各个关节就像连接起来的链条一样，触动一处，其他关节也会随之发生改变。

关节不仅具有灵活性，满足人体灵活运动的需要，还具有相对稳定性，使动作能够稳定进行，保证动作质量。因此关节之间是互相联系、互相影响、互相需要的。

对于膝关节来说，对它影响最大的就是髋关节与踝关节这两个"邻居"了。而膝关节功能是否正常，是否疼痛，除了膝关节自身的功能问题外，"邻居"们的状态也是关键因素。

这三处关节既是独立的（具有各自的功能），也是相互关联的，无论是髋关节的活动，还是踝关节的活动，都会对膝关节功能产生影响。

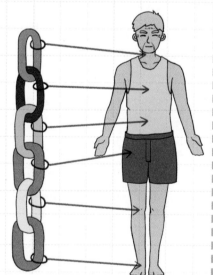

膝关节的疼痛常来自"邻居"们的异常

膝关节的疼痛，除了来自外来撞击、运动扭伤等之外，还常来自身体姿势的不正确，如髋关节、踝关节功能异常等。这些功能的异常，会让膝关节不得不"越俎代庖"，多出一份力，从而造成膝关节损伤。

例如，髋关节与膝关节通过股骨（人们常说的大腿骨）相连，如果股骨内旋，就会导致髌骨位置偏移，带来膝内扣（又叫X型腿）问题。这会使膝关节侧面的压力和摩擦力增大，关节外侧软骨面过度磨损，从而产生膝关节疼痛。到了老年，这种疼痛更容易发生。

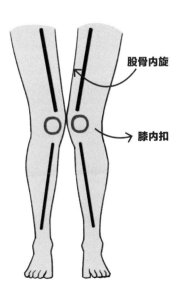

股骨内旋

膝内扣

因此"邻居"们的健康，对膝关节本身的健康很重要。改善膝关节的健康水平，要兼顾髋关节、踝关节结构和功能的改善。

"从功能到体能"——闫琪博士的膝关节功能强化5步法

膝关节功能强化5步法，是闫琪博士针对膝关节出现的各种问题，经过多年摸索与研究得到证实的"膝部维修法"，建立在人体功能解剖和生物力学的基础之上。

这5步法分别阐述如下。

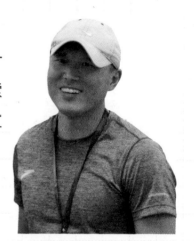

步骤1

⇒软组织松解⇐

针对身体的软组织，用按摩、滚压、拉伸等方法，消除软组织的僵硬状态，使它们恢复弹性、延展性，并回到平衡的状态。

包括筋膜、肌肉、韧带在内的软组织的失衡，是造成膝关节"代人受累"的根源之一。因此对膝关节功能进行改善的第一步，就是要对这些软组织进行松解，使其重新回到平衡状态。

步骤2

⚡ 灵活性锻炼 ⚡

主要针对关节进行灵活性锻炼，包括静态拉伸和动态拉伸，恢复膝关节、髋关节、踝关节的灵活性。其目的是提升软组织的延展性，提升关节的活动度，最终改善关节的功能。

虽然是为了改善膝关节功能，但主动灵活性锻炼对象一定要包含膝关节的"邻居"，即髋关节、踝关节。因为它们的功能对膝关节有着直接的影响。

步骤3

⚡ 稳定性锻炼 ⚡

包括下肢稳定性锻炼和核心稳定性锻炼，能够构建关节的稳定性，改善肌肉的控制能力，为下肢运动功能的提升打好基础。

构建身体稳定性，除了进行下肢稳定性锻炼外，也离不开针对身体核心（主要包含腰腹部位、下背部、臀部）的稳定性锻炼。核心稳定性可以说是全身稳定性的基石。

动作模式锻炼

建立正确的动作模式意味着要在正确的姿势下养成正确的发力习惯。错误的动作模式会导致部分肌肉过分紧张或松弛，产生不平衡现象，使膝关节受损。

正确的动作模式应该符合人体生物力学。肌肉、关节处于合理的位置，让力的产生和传递更高效，能够有效避免"替邻居瞎忙活"情况的发生。

功能力量锻炼

在正确的动作模式之下，逐步增加负重，就能加强下肢力量，提升膝关节的功能和健康水平，使其变得更结实、更稳固。

建立了正确的动作模式后，就可以进入下肢力量锻炼了。无论是利用弹力带增加阻力，还是使用家庭小物品增加负重，都是锻炼下肢力量的好方法。

下图完整表现了膝关节功能强化的5个步骤。

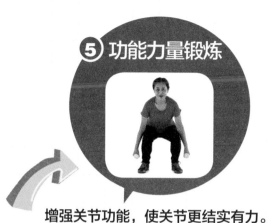

5 功能力量锻炼

增强关节功能，使关节更结实有力。

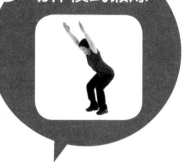

4 动作模式锻炼

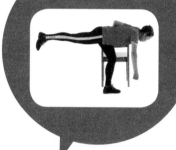

3 稳定性锻炼

建立正确的下肢动作模式。

构建、提升下肢稳定性和核心稳定性。

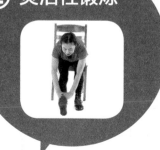

2 灵活性锻炼

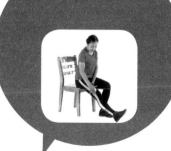

1 软组织松解

提升关节的活动度，改善关节灵活性。

放松膝关节周围软组织，使其恢复弹性、韧性，回到平衡状态。

1.5 从功能改善到体能锻炼，是运动的正确道路

膝盖的疼痛，必然伴有关节功能的降低。如果想要恢复并提升身体的运动水平，必须先从膝关节的功能改善开始，然后逐渐进阶至体能锻炼。

运动要循序渐进

以膝内扣造成的膝盖疼痛为例，我们来阐述一下为什么运动要从功能改善开始，然后循序渐进，最终进阶到体能锻炼。

这一过程遵循以下几个发展阶段：功能障碍状态→功能改善锻炼与规范的日常体力活动（两者可同时开展）→简单体育活动→进阶体育活动。

功能障碍状态

老张喜欢打羽毛球，可最近发现自己膝盖外侧疼痛，已经不能再尽情打羽毛球了。咨询医生后，发现疼痛的原因是自己双膝内扣。膝盖两侧压力大，摩擦大，久而久之，半月板磨损严重，产生疼痛，影响了老张的运动和生活。我们将这一阶段称为"功能障碍状态"。

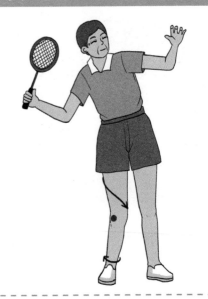

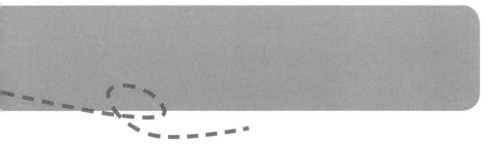

在获知自己膝盖疼痛的原因后，老张听从了医生的建议并开始积极进行治疗恢复。这一阶段要进行"功能改善锻炼"，但同时也要对生活中的行为习惯进行纠正，即进行"规范的日常体力活动"。

功能改善锻炼

膝内扣的后果是打乱了腿部肌肉的平衡，让一部分肌肉过于紧绷，而另一部分肌肉相对薄弱。因此在进行功能改善锻炼时，要对紧张的肌肉进行放松，同时加强薄弱肌肉的练习。

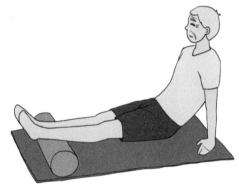

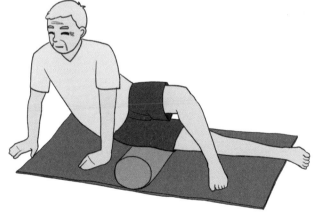

15

规范的日常体力活动

　　除了进行功能改善锻炼外，在日常生活中，也要注意自身的活动方式。主动保持正确、规范的动作既能改善关节功能，也能避免错误动作再次给身体带来伤害。如站立时身体重心不要倾斜；坐下时不要跷二郎腿，双脚脚掌应平稳放在地面上；走路时脚尖应朝向身体正前方，避免"内八字"或"外八字"的情况；女性尽量少穿高跟鞋，因为长期穿高跟鞋有可能带来膝内扣和膝超伸等问题。

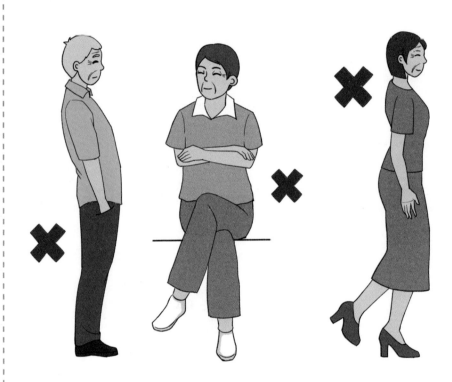

简单体育活动

在进行功能改善锻炼之后，就可以进行简单的体育活动了，这些活动可以帮助关节周围的肌肉恢复力量，甚至还能提升臀肌的力量，从多个方面提升膝盖的结实程度。

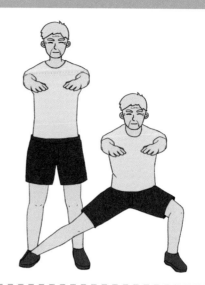

进阶体育活动

适应了简单的体育活动之后，我们就可以逐步提升难度，进行更高水平的体育活动了，比如使用哑铃（或灌满水的矿泉水瓶）等作为辅助，进一步增强下肢力量，增强膝盖的功能。

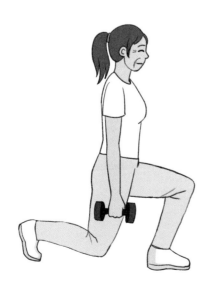

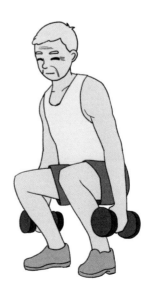

膝盖不疼了，就可以去走1万步了，真的是这样吗？

有些老年人在膝盖疼痛时不能长时间、远距离地去遛弯儿。那么在疼痛消失后，他们是不是就可以迫不及待地实现每日万步的梦想呢？首先可以肯定的是，这种做法是不对的。

从前面提到的膝关节功能强化5步法来看，在膝关节疼痛缓解后，我们不仅要找到膝关节疼痛的原因，并且要进行灵活性和稳定性锻炼，构建正确的动作模式，逐步提升膝关节力量，而不是疼痛消失后就直接开始进行高强度的体育活动。因此膝盖疼痛的老年人在疼痛消失后就去走1万步显然是不科学的，而且有可能造成二次伤害。就像肠胃不适的病人，刚刚好转一些，就大鱼大肉吃下去，肯定会带来肠胃的二次不适。

所以，喜欢每天走1万步的老年人在膝盖疼痛消失后，首先要进行恢复膝关节功能的锻炼，纠正错误的走路姿势，先短距离行走，随着膝关节功能的强化、力量的提升，再一点点增加走路里程。

 疼痛消失 >>> 寻找原因 >>> 纠正锻炼

第2章

　　锻炼前对膝关节功能进行筛查是十分有必要的。本章所涉及的几种筛查方法，均与膝关节功能相关联。通过这些筛查，你会对自己的膝盖有一个较为准确的了解，并为后续的锻炼做好准备。

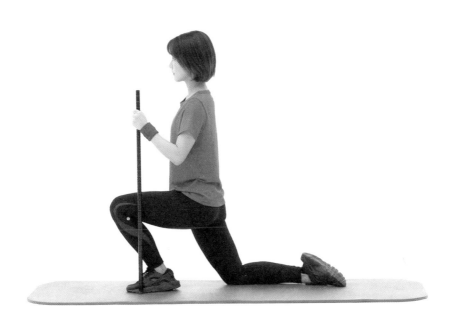

主动锻炼、主动健康的重要性

在老年人群体中，膝盖的疼痛很是常见，在各大医院的科室中，因膝盖疼痛而来就诊的人数也是居高不下。膝盖疼痛为什么如此普遍呢？而且除了老年人群体外，一部分年轻人也开始加入这个队伍。那么，该如何甩掉膝盖疼痛这个包袱呢？除了去医院就诊，也许我们主动出击，主动锻炼，效果会更好。

主动锻炼，是依靠自身肌肉力量进行运动的锻炼方式。主动锻炼时，肌肉力量得到提升，心血管系统、呼吸系统也一并参与到运动中来，有助于提升人体整体健康水平。

健康生活离不开主动锻炼，它会带来身心的改变。如果仔细观察周围经常锻炼的老年人，他们或跳广场舞、打太极拳，或爬山、踢毽子等，你会发现这些老人有良好的精神面貌，乐观、自信、精力充沛，而且感冒、咳嗽等小疾病也常会远离这些老人。

被动治疗是完全依赖医疗方法进行恢复的方式。比如依靠药物、物理治疗师的按摩或理疗设备等。被动治疗在短时间内会发挥不错的作用，但身体肌肉的参与度低，效果持续时间不长，只能作为主动锻炼的补充。

既然主动锻炼能给我们带来这么多的益处，就让我们一起动起来，主动锻炼，主动收获健康吧！

筛查说明

筛查是为了了解膝关节功能，找到膝关节的功能障碍，初步判断是否有损伤风险。根据筛查的结果，我们可以判断膝关节损伤的恢复程度，知道哪些动作习惯不正确，并根据结果制订适合自己的锻炼计划。

下面为大家提供几个针对膝关节及其相关联的重要部位的筛查方法，主要是关节活动度的筛查与基础功能动作的筛查。筛查过程中，需要家人或朋友的协助，来重点观察我们完成动作的过程，判断动作完成的质量。然后通过对动作过程和结果的分析，我们可以知道自己的膝关节存在哪些功能障碍，以及存在的薄弱环节，并在后续的锻炼中，有针对性地进行练习。

具体的筛查过程中，需要注意以下几点。

1. 关节活动度的筛查。注意观察关节活动度是否达到要求，以及左右两侧关节活动度是否存在明显不对称情况。

经过筛查，如果发现关节活动度不足或有明显的不对称，这些情况都增加了运动的风险，因此需要先进行提升关节活动度的练习，并使两侧关节活动度保持平衡。

2. 基础功能动作的筛查。注意观察受试者能否按要求完成动作。

经过筛查，如果受试者不能按照基本要求完成动作，说明他的动作模式不正确，需要先纠正动作模式，再进行后续的功能锻炼。

2.1 踝关节灵活性筛查

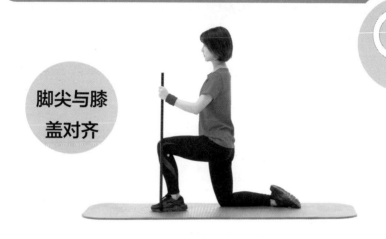

脚尖与膝盖对齐

1 身体呈左腿在前、右腿在后的分腿跪姿，左手可扶住一长杆来保持平衡。左膝与左脚尖保持朝向正前方。

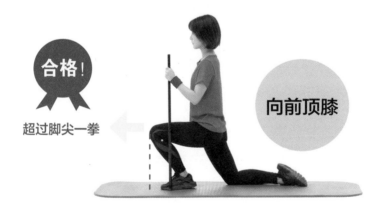

合格！

超过脚尖一拳

向前顶膝

2 保持左腿大腿平行于地面，向前顶膝，使膝盖尽可能超过脚尖。完成后，换另一侧进行筛查。

注意事项

● 保持上身挺直。

● 保持左脚跟贴地。

● 左膝方向与左脚尖方向一致，均朝前。

试一试：你的脚踝灵活吗？

筛查目的 观察踝关节的灵活性，同时观察左右两侧是否存在不对称的情况。

筛查重点 观察膝关节前端与同侧脚尖的距离。

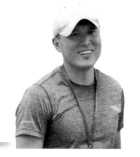

－ 其他情况 －

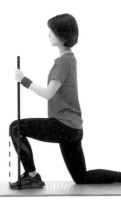

灵活性很差，

有损伤风险

继续努力

灵活性较差，

有一定损伤风险

2.2 主动直腿上抬

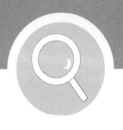

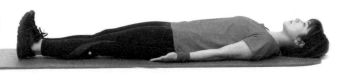

双脚背屈

① 仰卧在垫子上，确保从头到脚完全接触垫子。

合格！

腰背紧贴地面

≥70度且<90度：合格

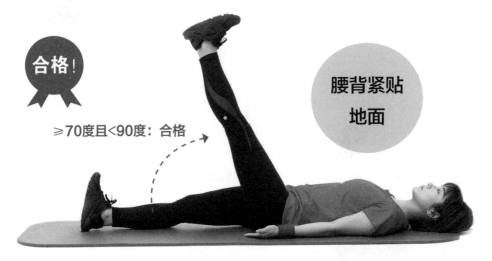

② 保持双腿伸直，双脚脚尖向上，主动抬起一侧腿至最大限度，完成后，恢复至起始姿势，换另一侧进行测试。

筛查目的 观察髋关节主动屈曲时髋部肌肉的柔韧性，同时观察左右两侧是否存在不对称的现象。

筛查重点 观察抬起的腿与地面的夹角。

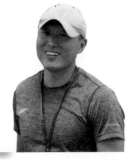

试一试：你能抬多高？

注意事项

- 测试腿要向上抬起，不要左右摇晃。
- 身体其他部位保持不动，保持下方的脚尖朝上。
- 为确保得出真实的数据，测试前不要进行动作练习。

－ 其他情况 －

<70度：不合格，有损伤风险

继续努力

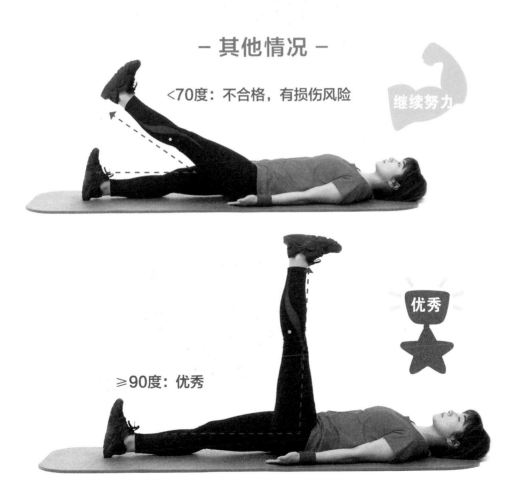

≥90度：优秀

优秀

25

2.3 俯卧双腿屈膝内旋

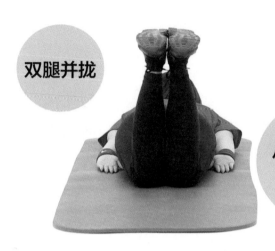

双腿并拢

从头到大腿
完全触垫

1 俯卧在垫子上，小腿抬起两脚并拢，双膝屈曲90度，双臂自然摆放在身体两侧。

≥30度且双侧相差不超过5度：合格

合格！

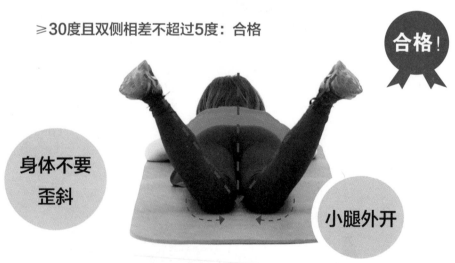

身体不要
歪斜

小腿外开

2 保持双膝屈曲90度，两侧小腿同时向外打开。

查一查：髋部左右对称吗？

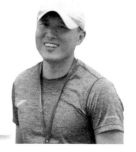

筛查目的 观察髋关节的灵活性，同时观察左右两侧是否存在不对称的情况。

筛查重点 观察小腿向外打开的幅度。

注意事项
- 髋部保持稳定，且始终贴地；
- 双腿大腿始终保持并拢；
- 双侧小腿自然打开即可，避免过度用力。

— 其他情况 —

 有风险!

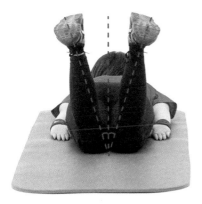

<30度：不合格，有损伤风险

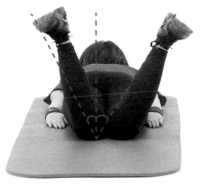

双侧相差超过5度：不合格，有损伤风险

单腿站立

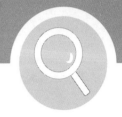
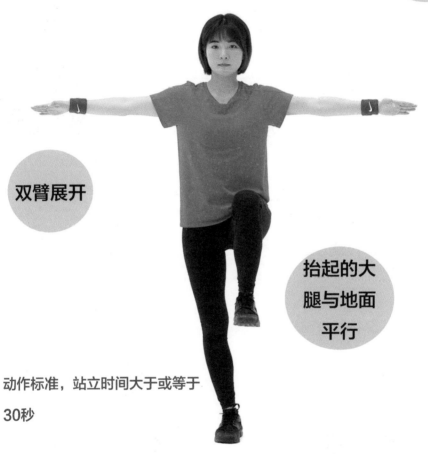

双臂展开

抬起的大腿与地面平行

动作标准，站立时间大于或等于30秒

右腿单腿站立，左腿屈膝抬起，上身与左大腿、左大腿与左小腿之间的夹角均为90度。双臂向两侧打开，呈水平状态。眼睛看向前方。保持该姿势一段时间。换另一侧腿进行测试，动作要求相同。

看一看：你的站姿稳定吗？

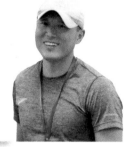

筛查目的 观察单腿站立时，下肢的平衡性和稳定性。

筛查重点 身体是否剧烈晃动，控制时间是否过短。

注意事项

- 背部挺直。
- 身体其他部位保持不动。
- 可闭上双眼来增加测试难度。

－ 其他情况 －

动作标准的同时，单腿站立时间大于等于30秒，身体稳定。

优秀

动作标准，但身体轻微摇晃，身体保持平衡的时间大于等于15秒但小于30秒。

合格！

动作不标准，抬起的大腿无法和地面平行，身体明显摇晃，重心不稳，站立时间小于15秒。

继续努力

髋关节铰链

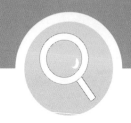
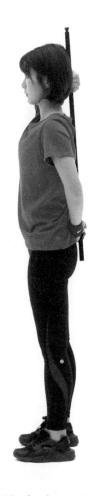
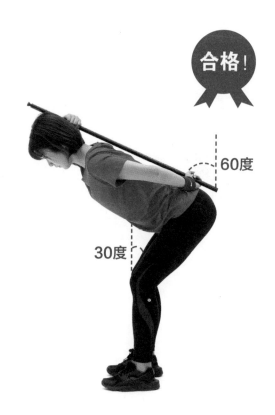

合格！

60度

30度

1 身体直立，双脚距离与肩宽相同，两手分别在头部后方和下腰背处握紧长杆，使长杆上端靠近"后脑勺"，下端靠近臀部中央。

2 保持上身动作不变，膝关节微屈，髋部向后顶，髋关节屈曲到60度左右。

测一测：你的动作标准吗？

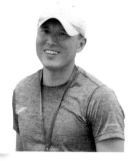

筛查目的　根据动作的完成情况，观察髋关节是否存在功能障碍和薄弱环节。

筛查重点　以动作是否标准为筛查重点。

筛查标准

- 膝盖与脚尖保持同一方向，没有膝内扣现象。
- 骨盆和小腿都没有明显倾斜。
- 始终保持背部挺直。

- 其他情况 -

不合格：膝内扣。

不合格：小腿明显向前倾斜。

不合格：弓背、塌腰。

不合格：长杆没有贴靠在对应位置。

深蹲

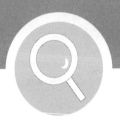

两手间距大于肩宽

合格！

手肘伸直

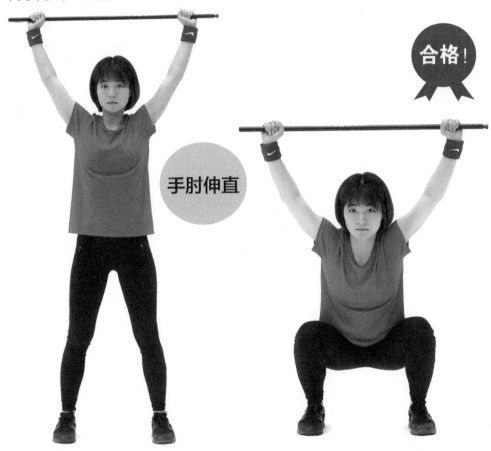

1 站姿，双脚距离与肩同宽，双手在头顶上方横握长杆。

2 保持上身姿势不变，屈膝、屈髋，尽可能地向下蹲。

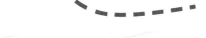

做一做：你的动作标准吗？

筛查目的　根据完成深蹲动作的情况，观察身体是否存在功能障碍，或找出运动时身体的薄弱环节。

筛查重点　以动作是否标准、下蹲幅度是否到位为筛查重点。

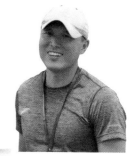

筛查标准

- 臀部位置要低于膝部。
- 膝盖与脚尖保持同一方向。
- 躯干挺直，没有出现圆肩、弓背现象。
- 躯干不能过度前倾或后仰，要与小腿大致平行。

－ 其他情况 －

继续努力

不合格：圆肩

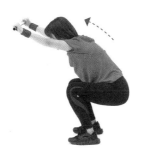

不合格：不对称

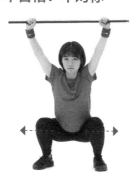

不合格：内扣

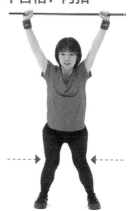

2.7 单腿上台阶

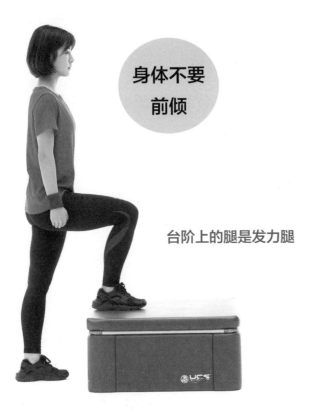

身体不要前倾

台阶上的腿是发力腿

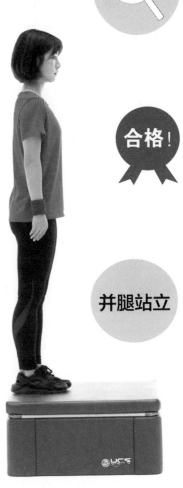

合格！

并腿站立

1 在台阶（可用跳箱或其他合适的工具代替）后方站好，右腿踏上台阶，脚尖朝向正前方。

2 右腿发力踏上台阶，左腿也随之踏上台阶。在台阶上呈并腿站立姿势。换另一侧腿进行测试，动作要求相同。

试一试：你的动作标准吗？

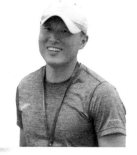

筛查目的　根据完成单腿上台阶动作的情况，观察身体是否存在功能障碍，或找出运动时身体的薄弱环节。

筛查重点　以动作是否标准为筛查重点。

筛查标准

- 上台阶时，膝盖与脚尖保持同一方向，没有膝内扣现象。
- 身体没有明显倾斜现象。
- 背部挺直，没有圆肩现象。

－ 其他情况 －

继续努力

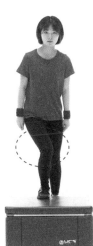

不合格：内扣

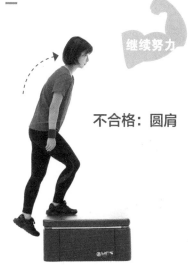

不合格：圆肩

2.8 弓箭步

合格!

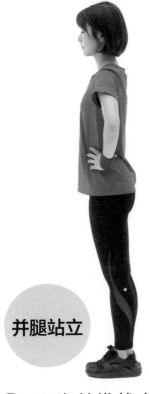

并腿站立

① 双脚并拢战立，双手叉腰。

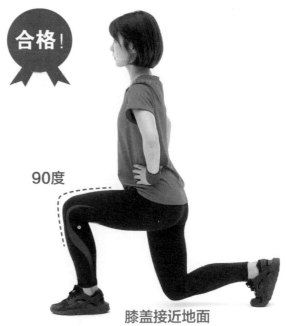

90度

膝盖接近地面

② 左腿向前迈出一步，同时屈膝、屈髋；右腿在身后屈膝，脚尖撑地，膝盖接近地面。换另一侧进行测试，动作要求相同。

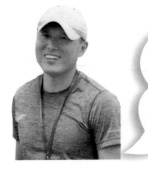

筛查目的　根据完成弓箭步动作的情况，观察身体是否存在功能障碍，或找出运动时身体的薄弱环节。

筛查重点　以动作是否标准为筛查重点。

看一看：你的动作标准吗？

筛查标准

- 前侧腿屈膝后，膝盖与脚尖保持同一方向，且同时朝向前方，没有膝内扣现象。
- 骨盆没有明显倾斜。
- 背部挺直，没有旋转、前倾、后仰或侧倾现象。

- 其他情况 -

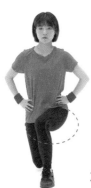

不合格：膝内扣。

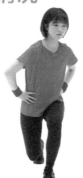

不合格：旋转。

继续努力

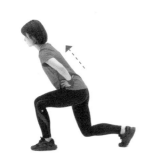

不合格：前倾。

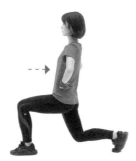

不合格：后仰。

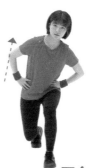

不合格：侧倾。

CHAPTER

3

第 3 章

　　在了解膝盖疼痛的原因并进行筛查之后，下一步的行动就是改善它的功能了。本章结合了生活中的多个运动场景，带领你一步一步练习，缓解膝盖疼痛，提升腿部力量。

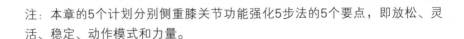

注：本章的5个计划分别侧重膝关节功能强化5步法的5个要点，即放松、灵活、稳定、动作模式和力量。

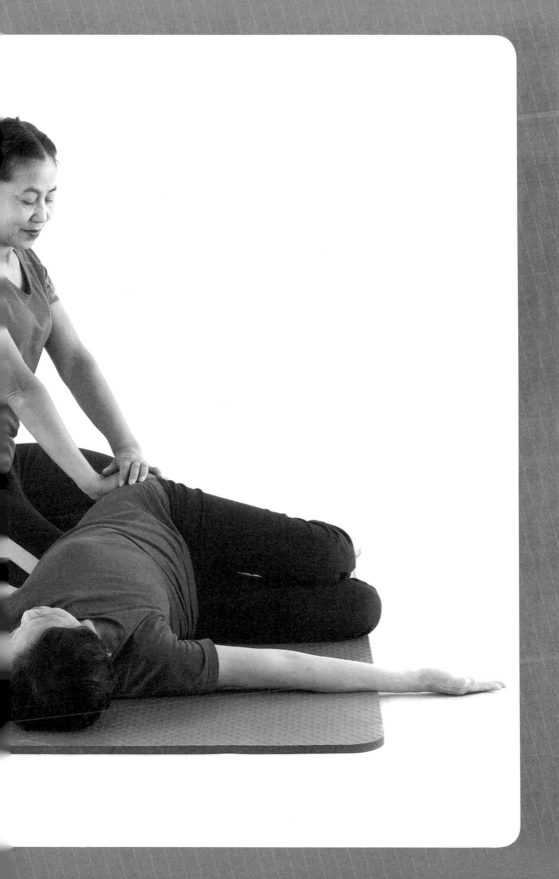

评估自己是否适合功能锻炼

在发现自己膝盖疼痛或有不适感后，就医或进行功能锻炼都是缓解疼痛的办法。那么该选择就医，还是直接进行功能锻炼呢？这里给出的建议是，如果你有以下情形之一，需要先就医，进行科学的医学检查。

情形1：自身存在不适宜运动的疾病。

情形2：膝盖有明显的疼痛，而且是急性损伤带来的疼痛。

情形3：膝盖有明显肿胀现象。

情形4：根据第1章的疼痛等级图谱或脸谱图，如果你的疼痛程度为5级或5级以上，最好找医生进行医学检查。

在排除左侧的情形，确定自己可以进行功能锻炼之后，请按照本书每天练习吧。

功能锻炼注意事项

在进行功能锻炼的过程中，也有很多需要注意的事项。具体如下：

1. 进行功能筛查。

对膝关节和相邻的髋关节、踝关节进行功能筛查，找出自己损伤的原因，以及存在的薄弱环节。具体可参考本书第2章的相关内容来进行。

2. 将注意力放在锻炼的身体部位上，关注本体感受。

如果在锻炼时漫不经心，那么你的锻炼效果也会大打折扣。比如你在拉伸肌肉时，拉伸的程度是否足够？或者是否拉伸过度？这需要你认真感受来自肌肉的刺激感。如果刺激不够，需要加大拉伸程度；如果刺激过强，则相应需要减小拉伸力度；如果拉伸时产生明显的、强烈的痛感，则需要立刻停止拉伸。正是通过这种本体感受和调节，才能对肌肉进行合适的拉伸锻炼，收获良好的锻炼效果。

3. 动作要正确，始终将动作质量放在首位。

保持动作正确，每个动作都要尽量做到位，而不要产生变形。参看本书动作时，要注意动作细节。除此之外，要认识到动作质量的重要性，不盲目追求大重量或多重复次数的练习。

4. 关注关节活动度和动作模式。

在膝关节活动度没有达到合格程度之前，先进行提升关节活动度的锻炼，并培养正确的动作模式。

5. 量力而行，循序渐进。

每个动作要做多少组，每组做多少次，要根据自己的水平来决定。刚开始进行锻炼时，在自己力所能及的范围内，每个动作可以重复较少的次数；适应了当前的锻炼强度后，再逐步提升次数。包括整体的锻炼量的安排，也是如此。

6. 选择合适的锻炼时间。

老年人的消化系统较弱，因此不能在吃饱饭后立刻进行运动。睡前也不宜进行强度过大的锻炼，否则会因为太兴奋而影响入睡。当然，时间也不要太晚，最好在晚上10点之前。

7. 动作速度不要太快。

动作太快会给关节造成损害。

8. 控制力量锻炼的频率。

对于老年人而言，力量锻炼的频率不用太高，建议间隔一天到两天，这样可以使肌肉有充足的恢复时间，不会影响下次力量锻炼的效果。

动作 1

仰卧腹式呼吸

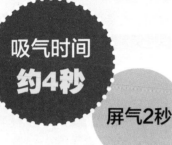

吸气时间
约4秒

屏气2秒

鼻腔吸气

腹部鼓起，胸廓保持不动

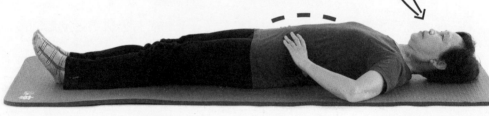

① 仰卧姿，双手叉腰。

动作
要点　　**正确的呼吸方法**

吸气时脏器有些许挤压感，腹部鼓出。呼气时缓慢地吐气，腹部自然内收。

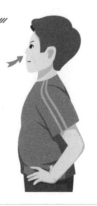
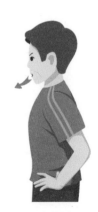

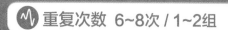 重复次数 6~8次 / 1~2组

 放松

 呼气时间 **持续6秒**

口腔呼气

呼气时收缩腹部

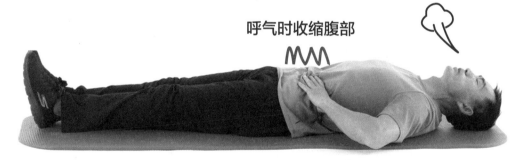

② 用口慢速呼出气体，感受腹部的收缩。

练习腹式呼吸

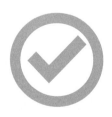

- 提高心肺功能，对于低强度的有氧运动有益。
- 增强肺活量。
- 改善由错误呼吸方法导致的不良体态。

动作 2

翻书练习

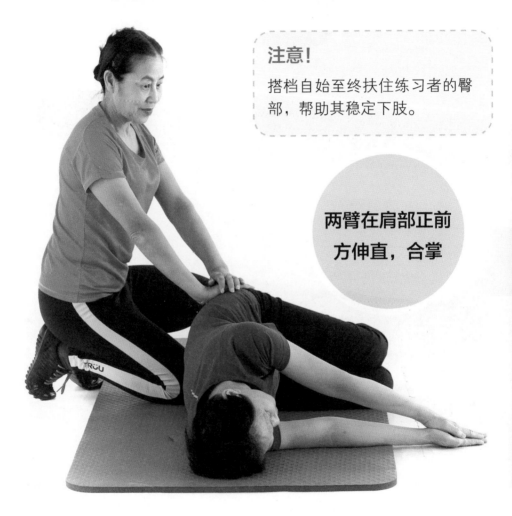

注意！
搭档自始至终扶住练习者的臀部，帮助其稳定下肢。

两臂在肩部正前方伸直，合掌

上身与大腿、大腿与小腿间的夹角都为90度

1 右侧卧，屈髋屈膝。

重复次数 6~8次 / 1~2组

放松

最大幅度保持
1~2秒

如同书页翻开的轨迹

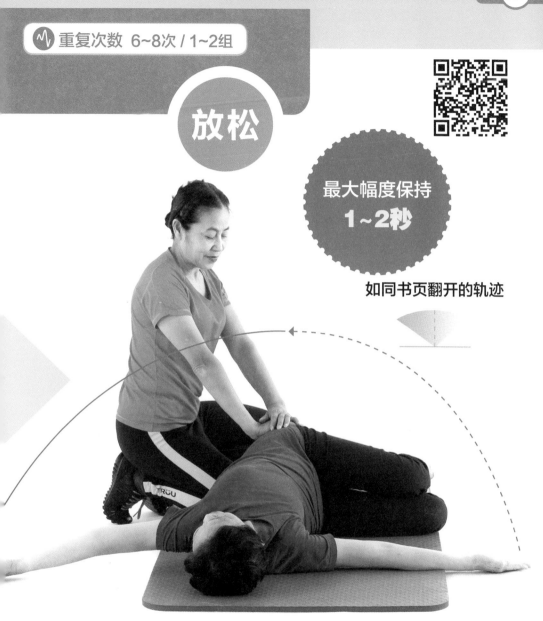

眼睛看向移动的手掌

② 上身左转，左臂随之打开，左臂打开至最大幅度时，保持1~2秒，然后回到初始姿势，重复动作。另一侧动作要点相同。

动作 3

仰卧拉伸臀肌

注意！

下巴微收，头放平，这可以让准备姿势更加标准，避免颈部受伤。

全脚掌触地

均匀呼吸

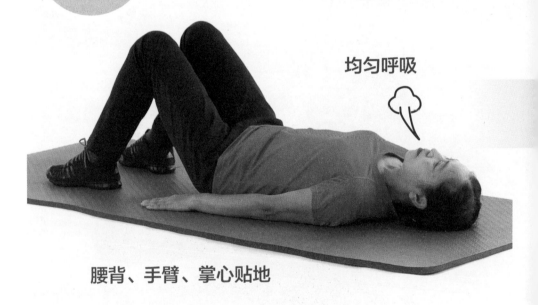

腰背、手臂、掌心贴地

1 仰卧姿，双腿屈膝，双手平放于体侧。

保持时间　20~30秒 / 1~2组

放松

保持时间
20~30秒

腿部尽量靠
近前胸

感受臀部肌肉中等程度
的拉伸感！

中等　　　强烈

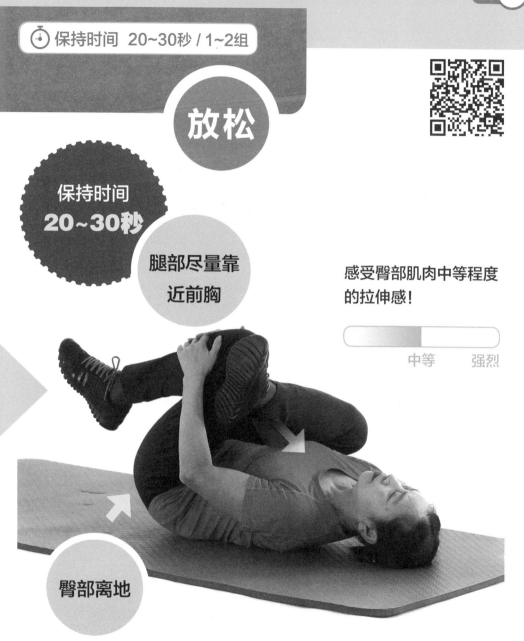

臀部离地

② 以翘"二郎腿"的姿势将右小腿搭在左大腿上。左腿上抬，随后双手抱住左腿，保持动作20~30秒，回到初始姿势。另一侧动作要点相同。

动作 4

翻滚

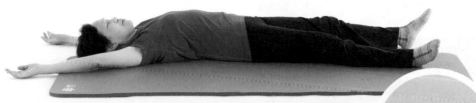

模仿伸懒腰的姿势

① 仰卧姿，将双臂向头顶上方伸展，同时双腿也自然伸展。

均匀呼吸

左腿带动转体

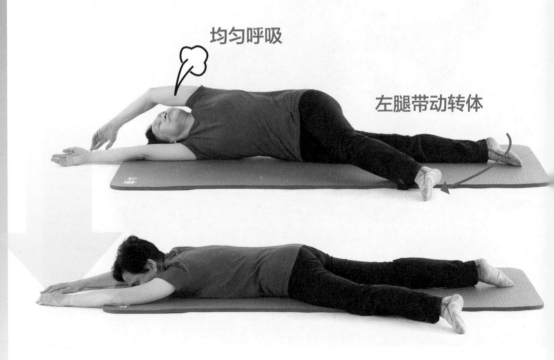

② 左腿发力（右腿和上肢尽量不要发力），带动身体向右转变为俯卧姿势。

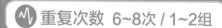 重复次数 6~8次 / 1~2组

放松

动作
要点

一条腿主导翻身

图中我们以左腿为主导，带动身体进行翻滚。
主导腿发力摆动，同时腹部收紧，身体其他部
位尽量不要发力。

腹部收紧

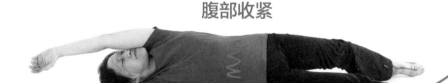

③ 接着左腿往回摆动，带动身体再次旋转，回到仰卧姿
势。按照规定次数重复动作，再用右腿引导身体完成翻
滚动作。

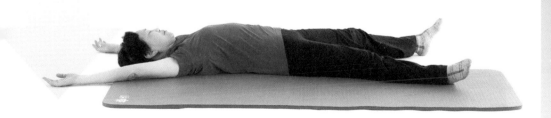

49

动作 5

雨刷器练习

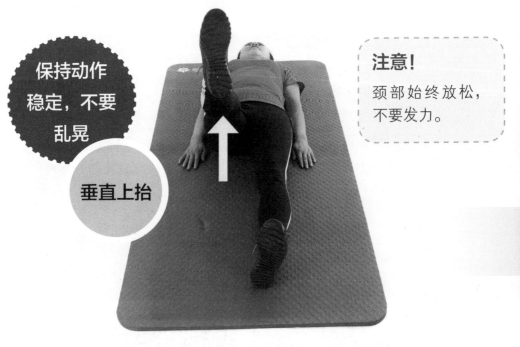

保持动作稳定，不要乱晃

垂直上抬

注意！
颈部始终放松，不要发力。

① 仰卧姿，双腿伸展开，双臂贴在身体两侧，掌心向下。右腿保持伸直状态上抬约45度。

进阶动作

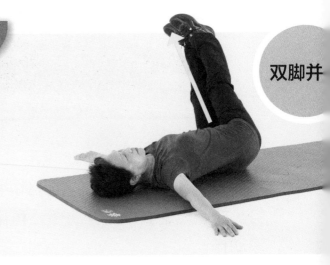

双脚并

双臂在身体两侧呈"一"字打开，双腿先垂直抬起，再依次向左右两边缓慢摆动。

重复次数 6~8次 / 1~2组

放松

均匀呼吸

模仿雨刷器左右摆动，腿部始终保持伸直

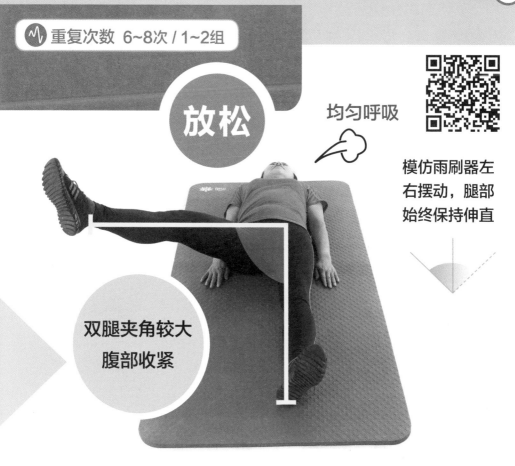

双腿夹角较大
腹部收紧

② 右腿向右打开，再沿原轨迹返回至初始姿势。重复动作，另一侧动作要点相同。

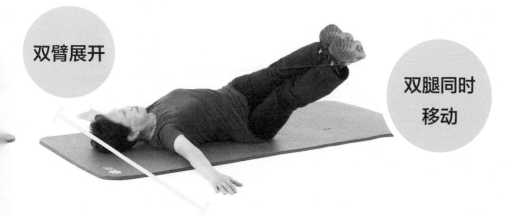

双臂展开

双腿同时
移动

动作 1

胸肌拉伸

均匀呼吸

注意！
坐于椅子一半处更有助于保持标准动作以及腰背部的挺直。

目视前方

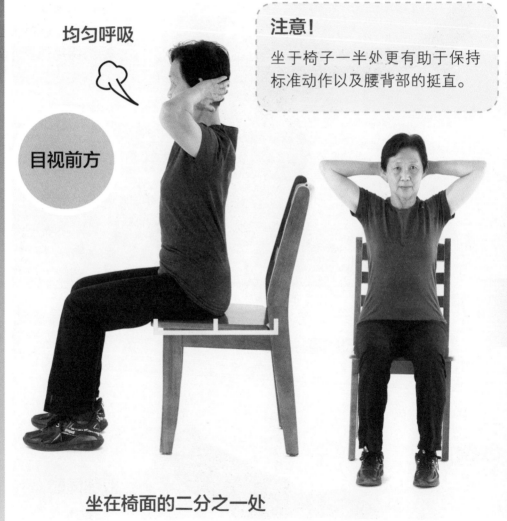

坐在椅面的二分之一处

① 坐在椅子上，双臂屈肘，双手放在头部后方。

保持时间　20~30秒 / 1~2组

灵活

保持时间
20~30秒

肩胛骨用
力挤压

感受胸肌中等程度的拉
伸感！

中等　　　强烈

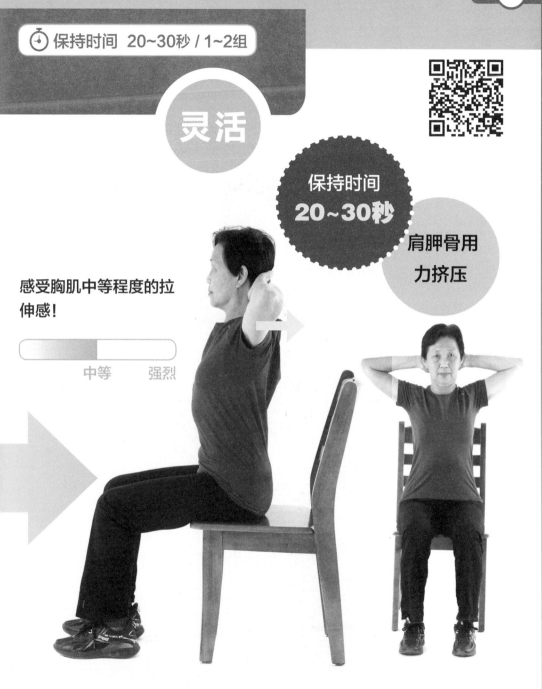

② 两臂同时向后打开，向肩胛骨方向挤压，保持动作
20~30秒。

动作 2

坐姿拉伸臀肌

均匀呼吸

注意！

保持身体重心位于中间，不要左右歪斜。

将脚踝置于对侧大腿上

右脚全脚掌踩地

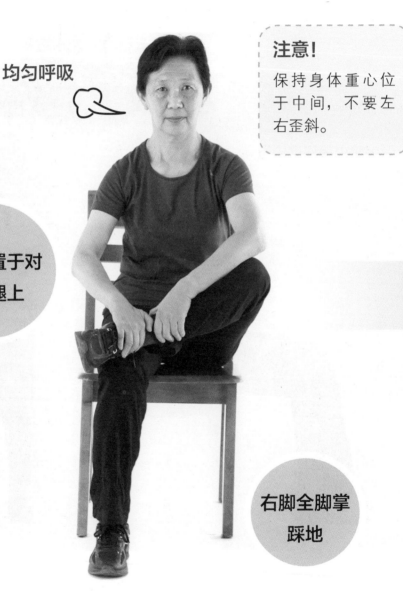

1 在椅子上坐好。左腿抬起并将脚踝放在右腿上，双手扶住左腿小腿。

保持时间 20~30秒 / 1~2组

灵活

保持时间
20~30秒

不要憋气

上身前压，腿部
保持不动

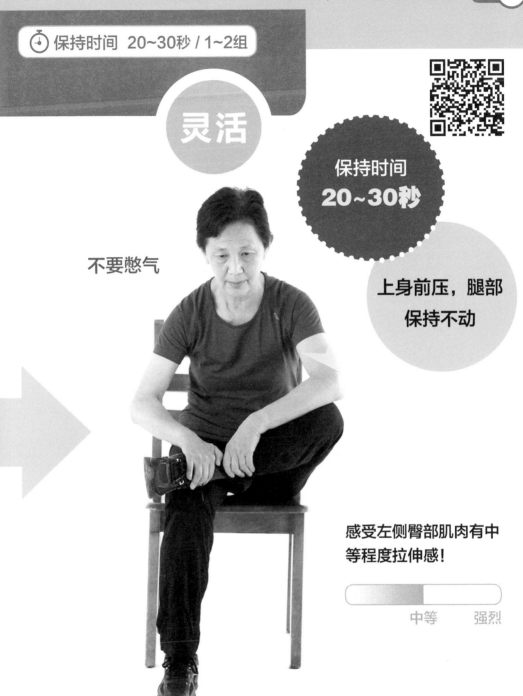

感受左侧臀部肌肉有中
等程度拉伸感！

中等　　　强烈

2 上身前压，使左侧臀部肌肉有拉伸感。另一侧动作要点
相同。

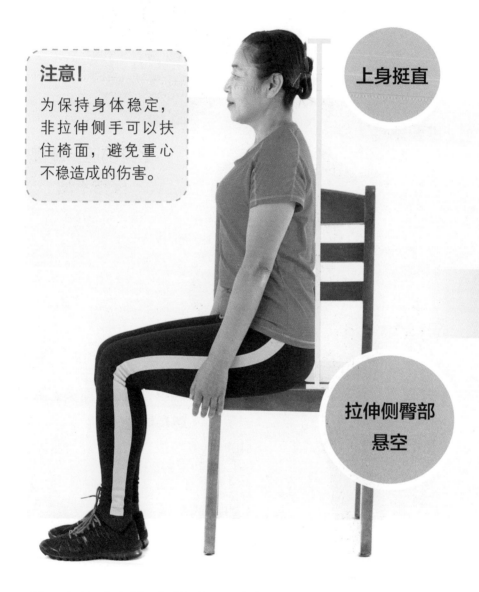

动作3 **扶椅拉伸大腿前群肌肉**

注意！

为保持身体稳定，非拉伸侧手可以扶住椅面，避免重心不稳造成的伤害。

上身挺直

拉伸侧臀部
悬空

① 身体右侧朝向椅背，侧坐在椅子边缘，左侧臀部几乎悬空，双腿屈膝，目视前方。

保持时间 20~30秒 / 1~2组

灵活

均匀呼吸

保持时间
20~30秒

感受左侧大腿前部有中
等程度的拉伸感！

中等　　强烈

向臀部拉伸

抓住脚背

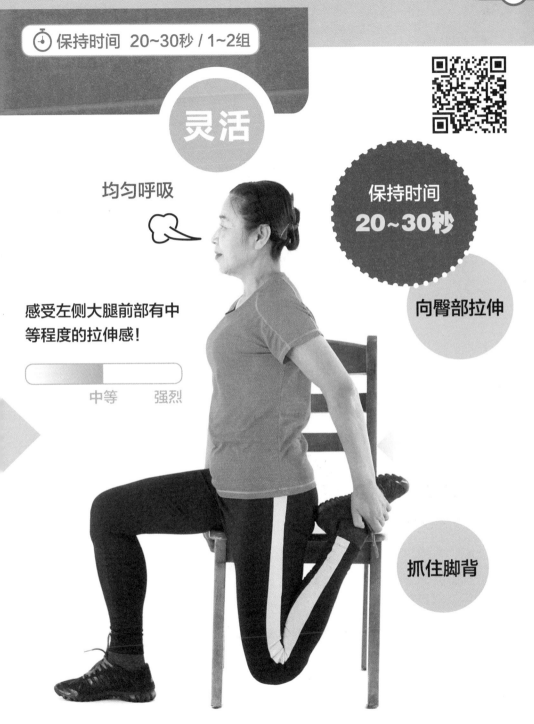

② 左腿向后抬起，左手扶左脚，向臀部方向拉伸。随后回
到初始姿势。另一侧动作要点相同。

动作4 坐姿拉伸大腿后群肌肉

均匀呼吸

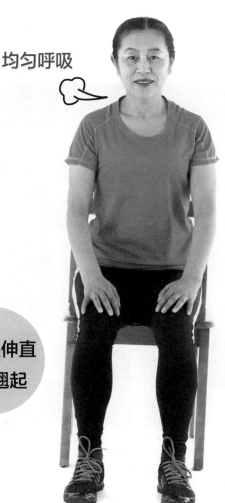

注意!

腰背挺直，坐在椅子三分之一处即可。

拉伸腿伸直
脚尖翘起

① 坐在椅子上，挺胸抬头，双手自然搭在双膝上。

保持时间 20~30秒 / 1~2组

上身前倾

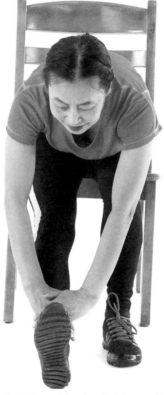

保持时间
20~30秒

手臂伸直

2 右腿向前伸直打开，脚尖上抬。上身前倾，双手下滑至脚踝的位置，保持动作20~30秒，回到初始姿势。另一侧动作要点相同。

动作要点　臀部不要离开椅子

拉伸时臀部始终不要离开椅子，这样拉伸的感觉会更强烈。

动作5
髂胫束拉伸

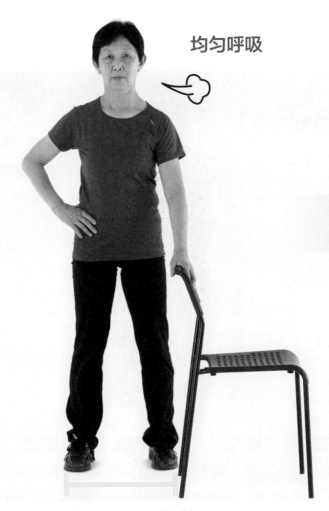

均匀呼吸

双脚间距与肩同宽

① 站立在椅背一侧，左手扶椅背，右手叉腰。

保持时间 20~30秒 / 1~2组

灵活

保持时间
20~30秒

感受左侧髂胫束有中等
程度的拉伸感！

中等　　强烈

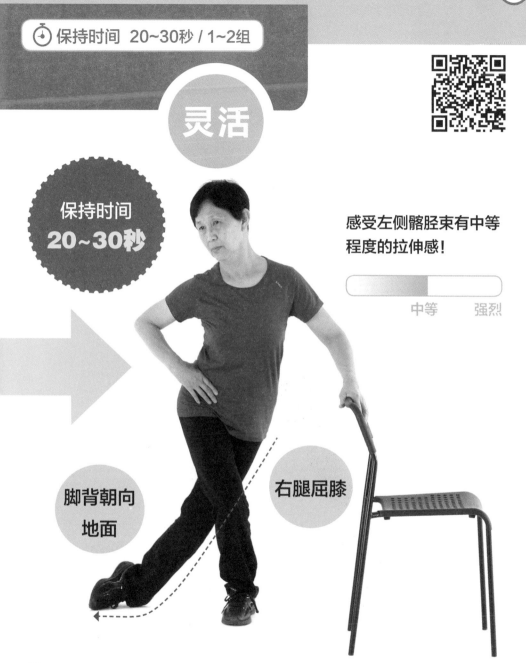

脚背朝向
地面

右腿屈膝

2 左腿向右后方伸展，脚尖触底，脚背朝向地面，右腿向
下屈膝，同时上身和头部稍稍向右后方偏转，保持动作
20~30秒，回到初始姿势。另一侧动作要点相同。

动作 6 **侧弓步拉伸内收肌**

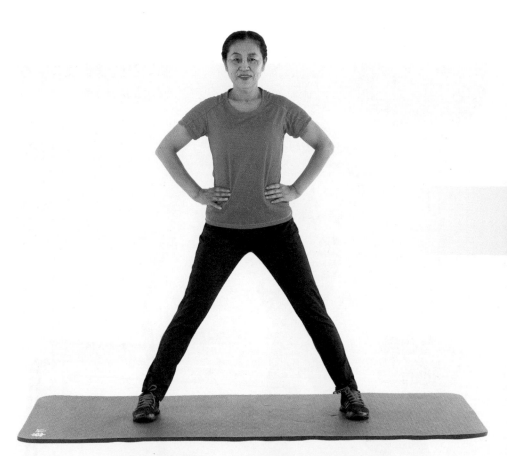

双脚间距较大，应略大于自己的步距

1 身体呈站姿，双脚分开。双手叉腰，目视前方。

重复次数 6~8次 / 1~2组

灵活

每侧停留
3~5秒

感受大腿内侧内收肌有
中等程度的拉伸感！

中等　　强烈

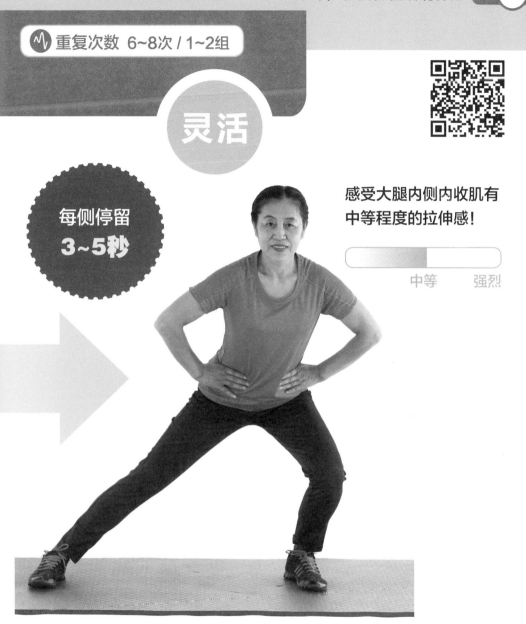

2 上半身动作基本不变，保持右腿伸直，左腿屈膝，呈侧
弓步，保持3～5秒。重复动作，另一侧动作要点相同。

动作 1

单腿站立

均匀呼吸

保持时间
20~30秒

大腿与地面平行

① 站立姿势，双腿并拢，双臂在胸前交叉环抱。

动作要点　保持平衡

身体重心稳定，不要左右乱晃，抱在胸前的手臂放松。

② 右腿支撑身体，左腿屈膝抬起，使大腿保持水平。坚持一会儿后，左腿缓慢放下。另一侧动作要点相同。

保持时间 20~30秒 / 1~2组

稳定

进阶动作

保持时间
20~30秒

双眼紧闭

两臂平举

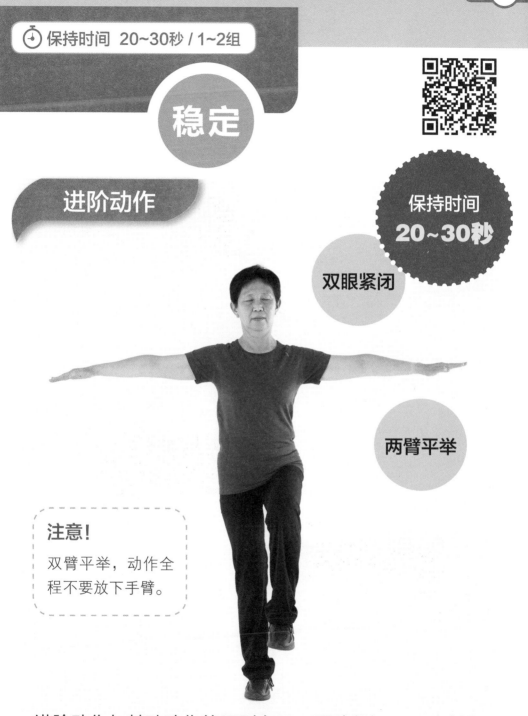

注意！
双臂平举，动作全程不要放下手臂。

进阶动作与基础动作的区别在于，眼睛紧闭，双臂向两侧呈"一"字打开。其他动作要点同基本动作相同。

动作2
弓箭步转体

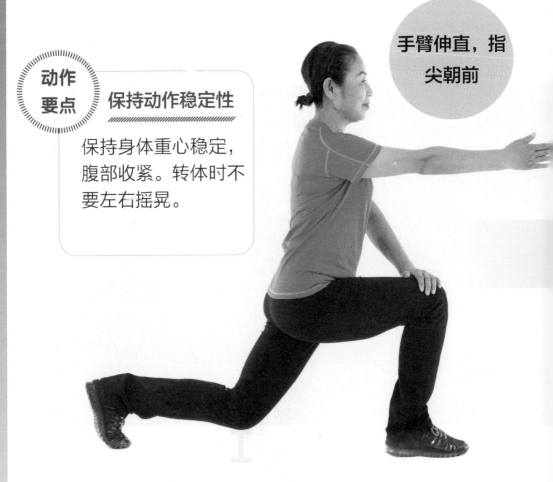

手臂伸直，指尖朝前

动作要点

保持动作稳定性

保持身体重心稳定，腹部收紧。转体时不要左右摇晃。

后腿膝关节不接触地面

① 直立姿，右腿抬高并向前迈出一步，同时屈髋屈膝下蹲。左手扶膝，右臂向前平伸。

重复次数 6~8次 / 1~2组

稳定

最大幅度保持
1~2秒

均匀呼吸

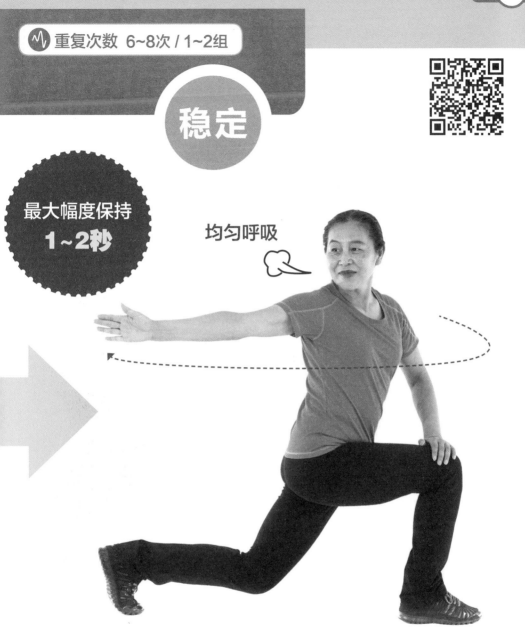

2 上半身右转，带动右臂向后打开。右臂打开至最大幅度
时，保持1~2秒，随后有控制地回到初始姿势。重复动
作，左侧动作相同。

动作 3

扶椅单腿提踵

均匀呼吸

提踵动作停顿
1~2秒

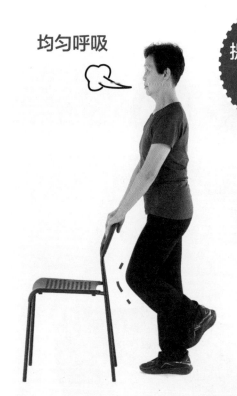

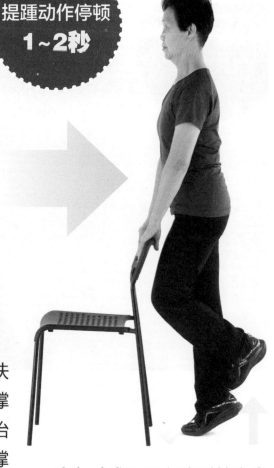

1 站在椅子后方，双手扶住椅背。一侧腿支撑身体，另一侧腿屈膝抬起，并用脚尖勾住支撑腿的小腿下部。

踮脚时感受重心移到前脚掌

注意！
保持身体重心在中立位，不要左右歪斜。

2 支撑侧脚跟缓缓抬起，再缓缓落下。重复动作。另一侧动作要点相同。

重复次数 6~8次 / 1~2组

稳定

进阶动作

提踵动作停顿
1~2秒

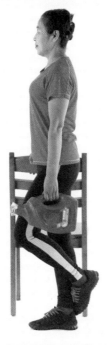
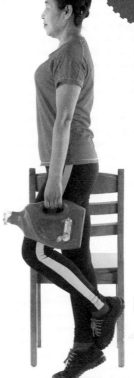

向上提踵

身体侧对椅背，单手扶稳站好。可用远离椅子的手提起一重物，双脚交替提踵。

可以用家中的生活物品，如灌满液体的洗衣液桶、矿泉水瓶等来增加负重。

动作4 **扶椅单腿燕式平衡**

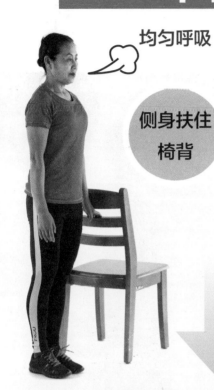

均匀呼吸

侧身扶住椅背

注意！
选择一把稳当的椅子，防止椅子倾斜而导致受伤。

① 左手扶椅背，右手自然下垂。

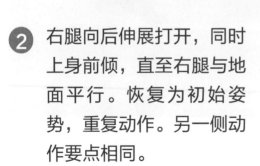

② 右腿向后伸展打开，同时上身前倾，直至右腿与地面平行。恢复为初始姿势，重复动作。另一侧动作要点相同。

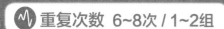
重复次数 6~8次 / 1~2组

稳定

最大幅度保持
1~2秒

保持身体稳定

注意！
均匀呼吸，不要憋气。

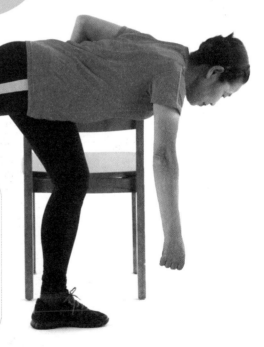

**动作
要点**　**充分伸展**

尽量使头部、臀部、膝部、踝部在同一直线上。

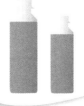
可以用家中的生活物品，如灌满液体的洗衣液桶、矿泉水瓶等来增加负重。

动作 5

坐站练习

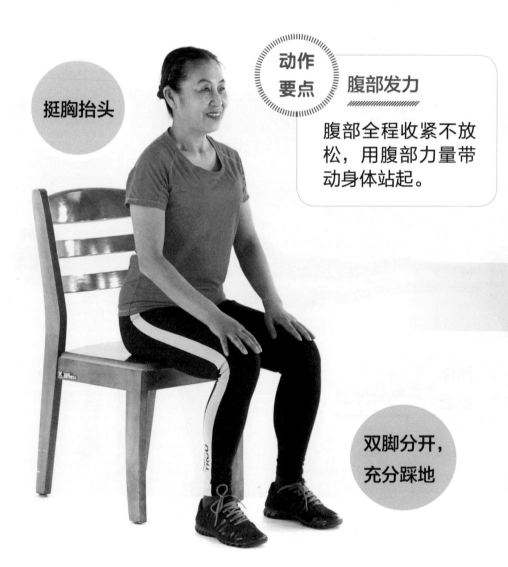

挺胸抬头

动作要点 腹部发力

腹部全程收紧不放松，用腹部力量带动身体站起。

双脚分开，充分踩地

① 在椅子上坐好，挺胸抬头，双脚略分开，双臂自然放松。

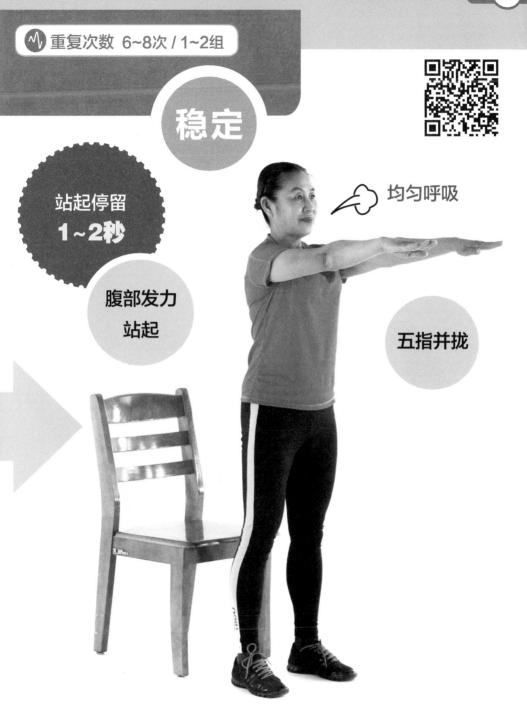

重复次数 6~8次 / 1~2组

稳定

站起停留 1~2秒

腹部发力 站起

均匀呼吸

五指并拢

② 双臂向前伸展开并保持水平，随后腹部收紧，让身体站立起来，再缓缓坐下。重复数次动作后，双臂下落，恢复为初始姿势。

动作6

走直线练习

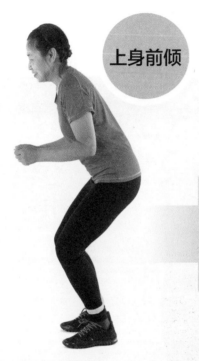

上身前倾　均匀呼吸

行走时不要
耸肩

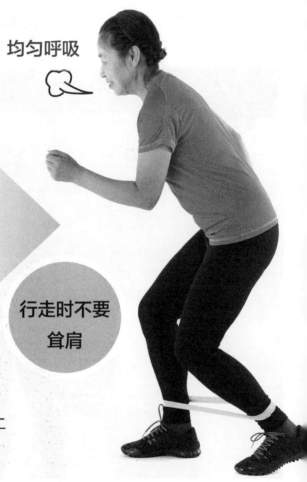

1 站立姿势，屈膝屈髋。
将迷你带套在脚踝上
方的位置。

注意！

保持迷你带处于拉伸但
不紧绷的状态。

2 双脚交替直线前行，双
臂配合摆动。

行进距离 8~10米 / 2~3组

稳定

进阶动作

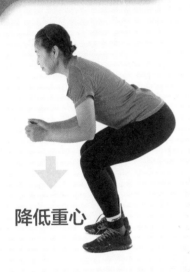

↓

降低重心

重心继续降低，身体呈半
蹲姿势，其他动作要求和
基本动作相同。

**动作
要点**

膝盖朝向脚尖

前进时不可"内八字"，同时要注意膝盖应
朝向脚尖的方向，不要内扣，否则容易造成
损伤。

动作 1 # 仰卧拉伸大腿后群肌肉

动作要点 匀速拉动毛巾

拉伸时要缓慢、匀速拉动毛巾或弹力带，避免速度过快或力量过大造成损伤。

保持时间
20~30秒

感受大腿后侧肌肉产生中等程度的拉伸感！

中等　　强烈

向下拉动毛巾

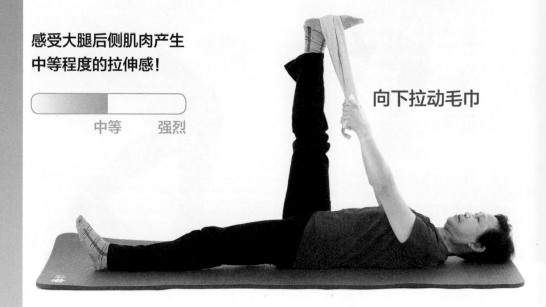

① 仰卧姿，左腿伸直放平，右腿伸直抬起，脚掌朝上。双手握住毛巾两端，将毛巾绕过右脚脚掌，然后双手向下拉动毛巾。随后回到初始姿势。另一侧动作要点相同。

⏱ 保持时间 20~30秒 / 1~2组

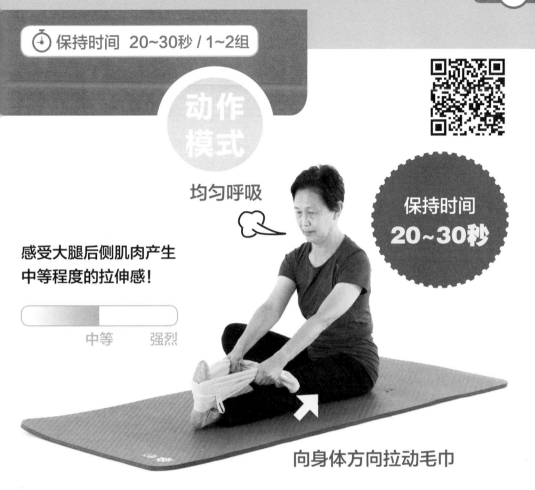

动作模式

均匀呼吸

感受大腿后侧肌肉产生中等程度的拉伸感！

中等　　　强烈

保持时间 **20~30秒**

向身体方向拉动毛巾

2 也可以采用坐姿，右腿屈膝，左腿向前伸直，双手握住毛巾两端，将毛巾绕过左脚脚掌，然后双手向后拉动毛巾，回到初始姿势。另一侧动作要点相同。

下一个动作： **动作 2**

扶椅拉伸大腿前群肌肉

➡ 见第56页

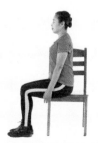 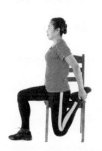

动作 3

臀肌拉伸

均匀呼吸

交替拉伸
两侧一共
6~8次

向胸前拉伸

**动作
要点**

全脚掌撑地

拉伸时支撑腿全
脚掌着地，避免
踮脚这样的错误
动作来影响臀肌
的拉伸感。

① 双腿并拢站立，右腿屈膝抬起，同时双手抱住右小腿，
向胸前位置拉伸。

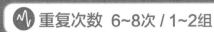 重复次数 6~8次 / 1~2组

动作
模式

拉伸过程中不要憋气

感受臀部肌肉产生中等
程度的拉伸感！

中等　　强烈

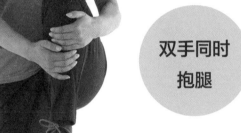

双手同时
抱腿

注意！

将身体重心保持在中间，
不要左右摇晃。

2 恢复为初始姿势，换左腿完成同样的动作。

动作 4

扶椅弓箭步练习

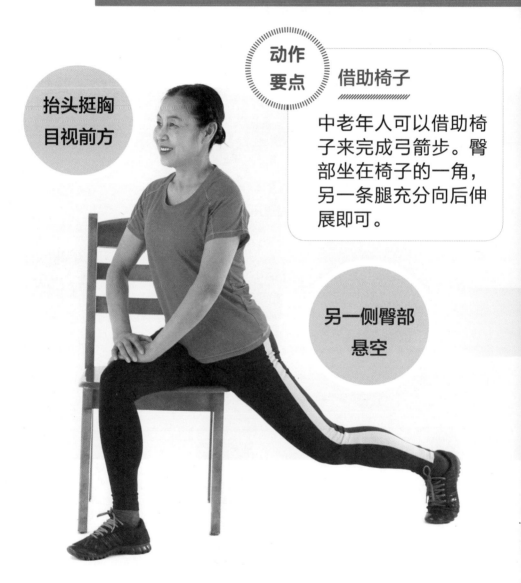

抬头挺胸
目视前方

动作要点 借助椅子

中老年人可以借助椅子来完成弓箭步。臀部坐在椅子的一角，另一条腿充分向后伸展即可。

另一侧臀部
悬空

1 右侧臀部贴近椅子的一角坐下，右腿在身前屈膝，左腿向后打开，借助椅子完成坐姿弓箭步。

保持时间 20~30秒 / 1~2组

动作 模式

均匀呼吸

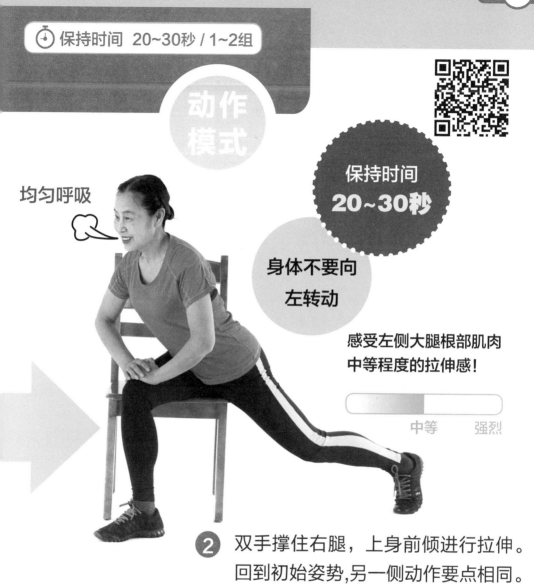

保持时间 **20~30秒**

身体不要向 左转动

感受左侧大腿根部肌肉 中等程度的拉伸感!

中等 强烈

2 双手撑住右腿,上身前倾进行拉伸。 回到初始姿势,另一侧动作要点相同。

下一个动作: **动作 5**

扶椅单腿燕式平衡

➡ 见第70页

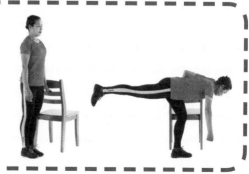

动作 6
髋关节铰链练习

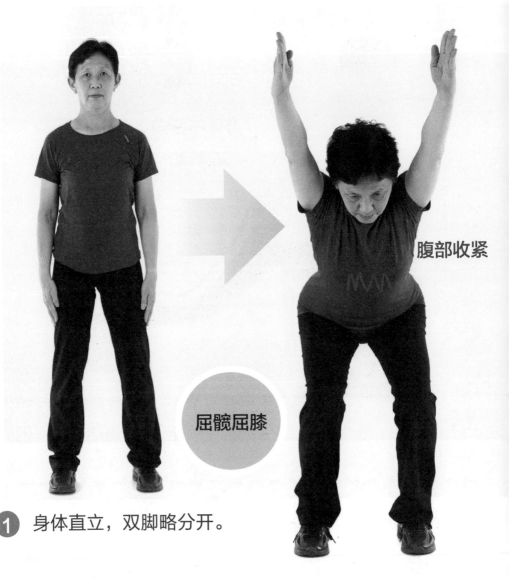

腹部收紧

屈髋屈膝

1 身体直立，双脚略分开。

2 屈髋屈膝双臂伸直并上举。保
20~30秒后恢复至初始姿势。

保持时间 **20~30秒 / 1~2组**

动作模式

动作要点 骨盆要稳定

动作从髋关节发起，头和躯干在一条直线上，重心在双脚中间。

五指并拢

均匀呼吸

屈髋90度

双膝微曲

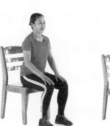
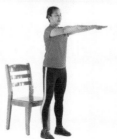

下一个动作： **动作 7**

坐站练习

➡ 见第72页

动作 8

基本深蹲

动作要点 下蹲时正确发力

利用臀部和腿部的力量完成基本深蹲，而不仅仅是膝盖。

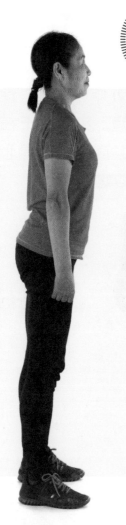

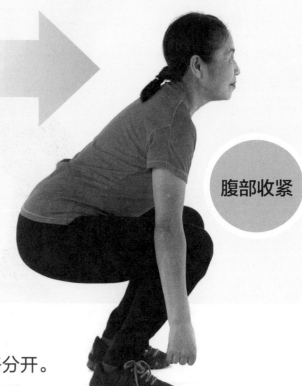

腹部收紧

① 自然站立，双脚略分开。

② 腹部收紧，屈膝、屈髋下蹲。停顿几秒后恢复为站立姿势，重复动作。

重复次数 6~8次 / 1~2组

动作模式

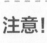 **动作要点**

起身时正确发力

臀部发力，用腿部及臀部力量带动身体有控制地匀速起身。

腰背挺直

注意!

深蹲时膝盖最前侧不应超出脚尖。

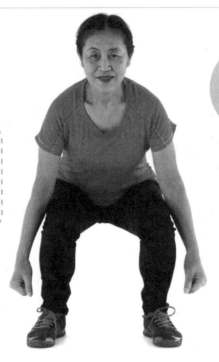

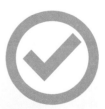

练习基本深蹲

- 整个过程中应保持背部平直，避免塌腰及腰部过度用力。
- 进行深蹲练习时，应注重动作的质量而非数量，更应量力而行，若膝盖出现不适，则不建议继续练习。

动作 1

基本硬拉

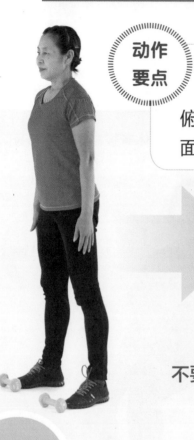

动作要点

不要完全蹲下

俯身时将大腿尽量控制在与地面平行的高度。

不要弓背

不要憋气

哑铃横向摆放

① 身体呈站姿，双脚略微分开，两只哑铃摆放在脚尖前侧。

② 屈膝屈髋俯身，躯干尽可能前倾。双手各握一只哑铃。

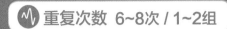

重复次数 6~8次 / 1~2组

力量

均匀呼吸

动作要点　腰背挺直

为防止骨盆前倾，在整个运动过程中，腰背部保持直立。

手臂肌肉收紧

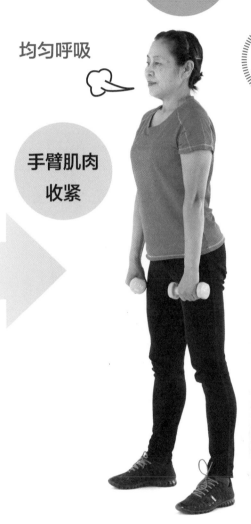

练习基本硬拉

- 锻炼全身肌群。
- 改善不良姿势，如驼背。
- 增强肌肉力量。

③ 伸髋，伸膝，身体恢复直立，双臂伸直位于身体两侧。恢复至起始姿势，重复规定次数。

动作 2

相扑深蹲

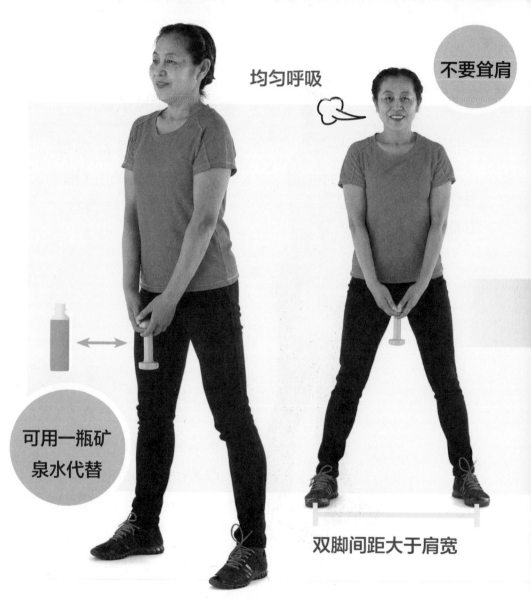

均匀呼吸

不要耸肩

可用一瓶矿泉水代替

双脚间距大于肩宽

1 身体挺直站立，双脚间距大于肩宽，双手在身体前方共握一只哑铃。

重复次数 6~8次 / 1~2组

力量

保持时间
1~2秒

大腿平行于
地面

下蹲时呼气

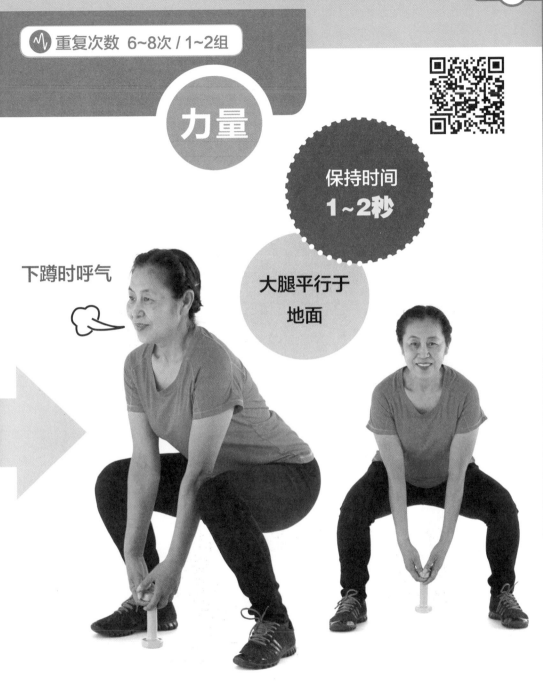

2 屈膝，屈髋，上身前倾，下蹲至大腿与地面平行，随后
恢复为站立姿势。重复动作。

动作 3

负重深蹲

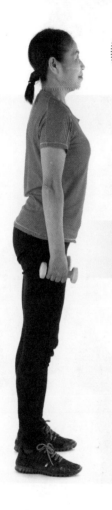

动作要点 下蹲时正确发力

利用臀部和腿部的力量下蹲。

下蹲时呼气

大腿与地面平行

1 自然站立，双手各握一只哑铃，双脚略分开。

2 屈膝屈髋，利用臀部和腿部的力量下蹲，直至大腿与地面平行。

重复次数 6~8次 / 1~2组

力量

保持时间
1~2秒

腰背挺直

注意！

老年人的负重深蹲练习
可以选用较小的重量，
循序渐进地进行练习。

腹部收紧

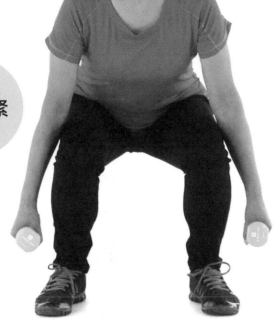

**动作
要点** **膝盖不内扣**

下蹲时膝盖稍向外打开，不要内扣，并且不要超过脚尖。

动作 4

负重弓步

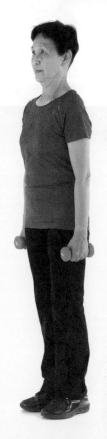

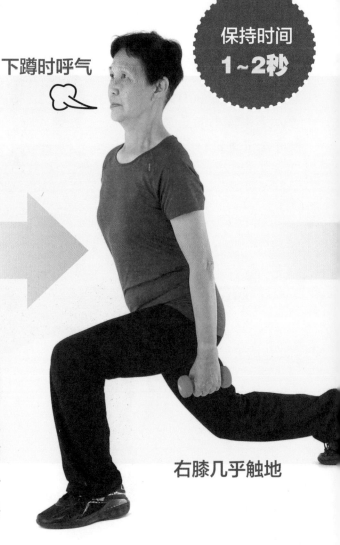

下蹲时呼气

保持时间
1~2秒

右膝几乎触地

① 身体呈站姿，双脚并拢，目视前方。双手各握一只哑铃，自然垂于身体两侧。

② 左脚向前迈一步，同时，屈髋屈膝至左腿大腿与地面平行，右腿膝盖几乎触地。

重复次数 6~8次 / 1~2组

力量

注意!
保持重心稳定，身体不要左右晃动。

腰背挺直

大腿与地面平行

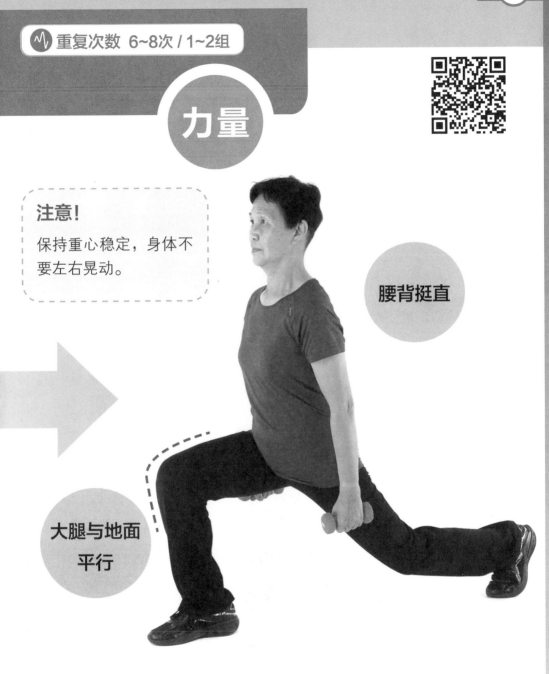

❸ 前腿向后撤回，恢复至起始姿势。一侧腿重复规定次数后，换用另一侧腿进行该动作。

动作 5

俯身单腿触瓶

均匀呼吸

目视前方

挺胸收腹

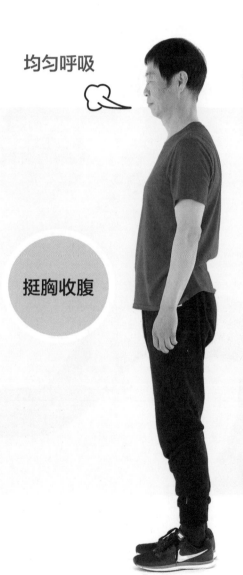

1 身体自然直立，在距脚尖约一臂距离处放置一个瓶子。

水瓶距离脚尖约一臂距离

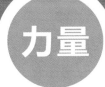

力量

动作要点　动作协调连贯

俯身的同时，一侧脚也要一并抬起，让动作连贯一体。

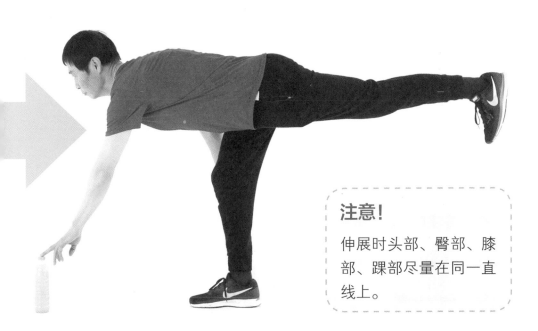

注意!

伸展时头部、臀部、膝部、踝部尽量在同一直线上。

❷ 屈膝、屈髋，上身前倾，同时左腿向后伸展抬起，左手向前触摸瓶子，然后恢复为初始姿势。重复动作。另一侧动作要点相同。

动作6

举桶行走

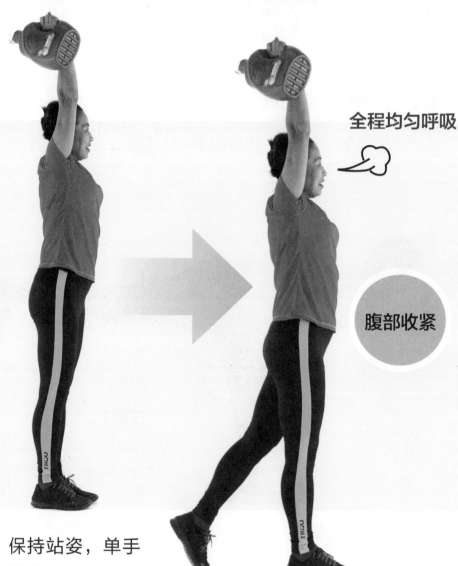

全程均匀呼吸

腹部收紧

1 保持站姿，单手在头顶上方举起灌好液体的洗衣液桶。

2 腹部收紧，保持单手举洗衣液桶的姿势，持续行走。

⊙ 行进距离 8~10米 / 2~3组

力量

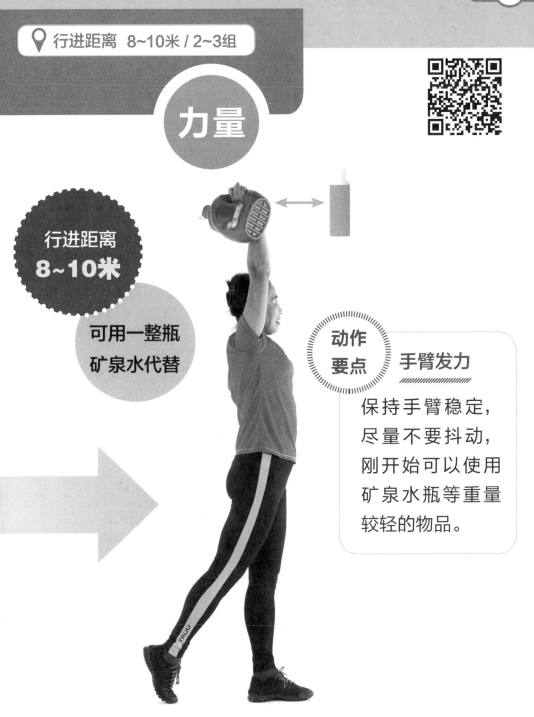

行进距离
8~10米

可用一整瓶
矿泉水代替

**动作
要点**　手臂发力

保持手臂稳定，
尽量不要抖动，
刚开始可以使用
矿泉水瓶等重量
较轻的物品。

③ 持续行走一段距离，换至对侧重复动作。注意动作不要
变形。

为了有效减轻膝关节疼痛，需要针对其内侧及外侧的肌肉、筋膜等软组织进行放松和拉伸，并在此基础上加强膝关节的稳定性和力量。一起来跟着本章内容进行练习，改善你的膝关节功能吧。

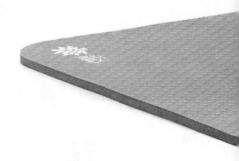

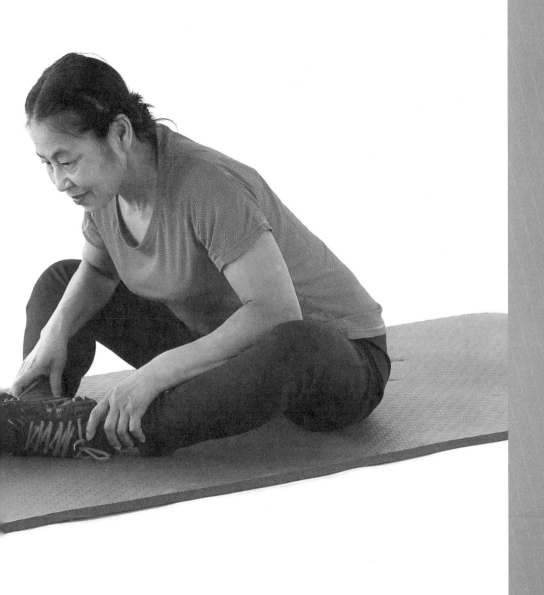

动作 1 **网球滚压大腿前群外侧肌肉**

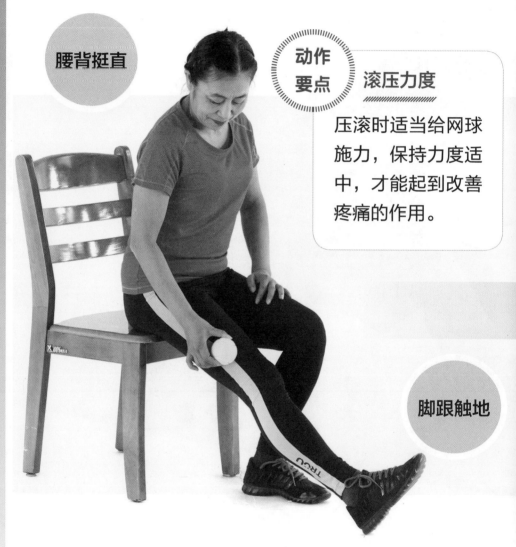

腰背挺直

动作要点 滚压力度

压滚时适当给网球施力，保持力度适中，才能起到改善疼痛的作用。

脚跟触地

① 坐在椅子上，左腿屈膝，右腿伸直，左手轻扶左腿，右手持网球。

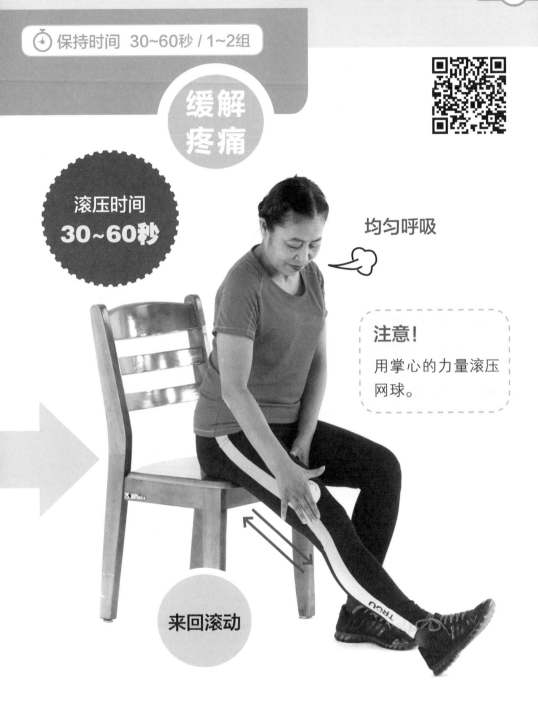

保持时间 30~60秒 / 1~2组

缓解疼痛

滚压时间 30~60秒

均匀呼吸

注意!
用掌心的力量滚压网球。

来回滚动

② 将网球沿右腿大腿前部的外侧来回滚动，保持一段时间。再换另一侧腿进行滚压放松。

动作2 网球滚压阔筋膜张肌和髂胫束

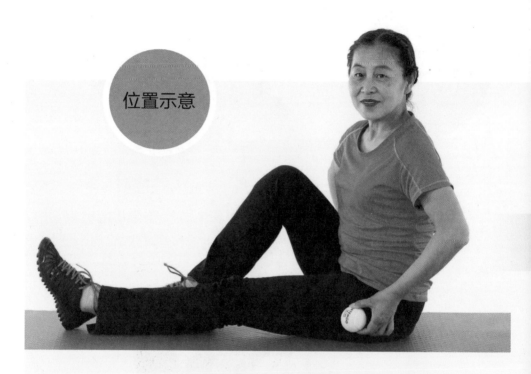

位置示意

阔筋膜张肌位于大腿上部外侧

动作要点 找准位置，保持身体稳定

根据示意图找准肌肉位置，滚压时腹部收紧，身体重心稳定，不要前后晃动。利用后侧的支撑腿带动身体水平移动，从而滚压阔筋膜张肌。

⏱ 保持时间 30~60秒 / 1~2组

缓解
疼痛

滚压时间
30~60秒

后侧腿带动身
体移动

注意!
滚压时腰部抬离地面，腹部
收紧。

均匀呼吸

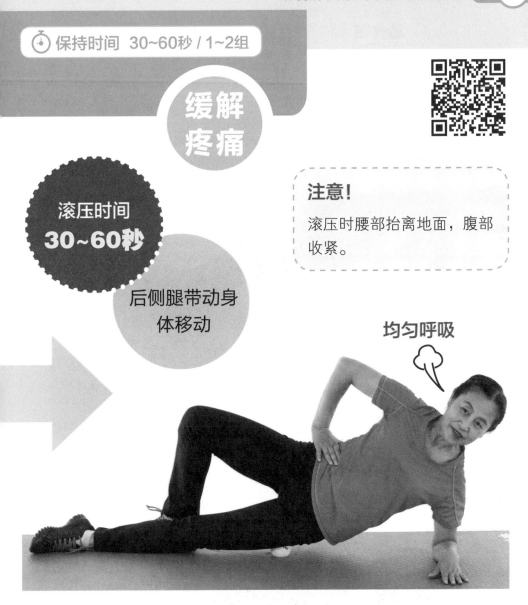

左侧卧，左腿伸展，左大腿上部外侧压在网球上，左臂肘部撑地，右手叉腰，右腿屈膝撑地，并带动身体前后滚动。另一侧动作要点相同。

动作 3

泡沫轴滚压大腿外侧髂胫束

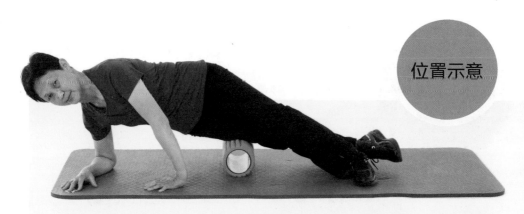

位置示意

髂胫束的位置约从膝盖外侧开始，往上延伸到大腿外侧

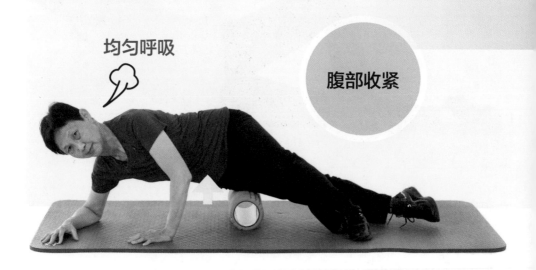

均匀呼吸

腹部收紧

① 右侧卧，右腿大腿外侧压在泡沫轴上，左手、右肘和左腿撑地。

保持时间 30~60秒 / 1~2组

缓解
疼痛

滚压时间
30~60秒

撑离地面

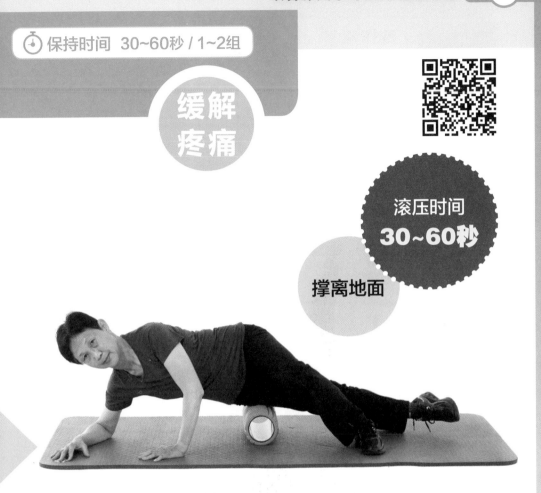

② 用于支撑的手臂和腿带动身体前后移动，使大腿外侧髂胫束得到放松。保持滚压动作一段时间。另一侧动作要点相同。

动作要点

选择适合的泡沫轴

市面上的泡沫轴多种多样，中老年人应选择表面相对平整、没有过多凸起的泡沫轴，起到放松肌肉的效果即可，不要过度滚压，造成不必要的损伤。

动作 4 **仰卧拉伸大腿外侧肌肉**

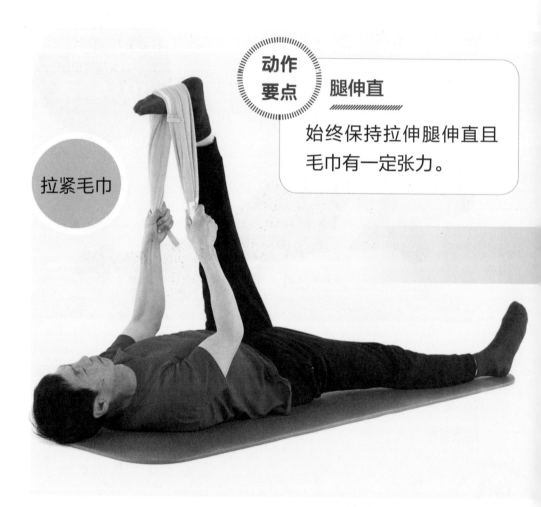

拉紧毛巾

动作要点 腿伸直

始终保持拉伸腿伸直且毛巾有一定张力。

1 仰卧姿，右腿伸直，左腿伸直抬起，脚掌朝上。将毛巾绕过左脚脚掌，保持双手拉紧毛巾两端。

保持时间 20~30秒 / 1~2组

缓解
疼痛

骨盆保持稳定

拉伸时间
20~30秒

均匀呼吸

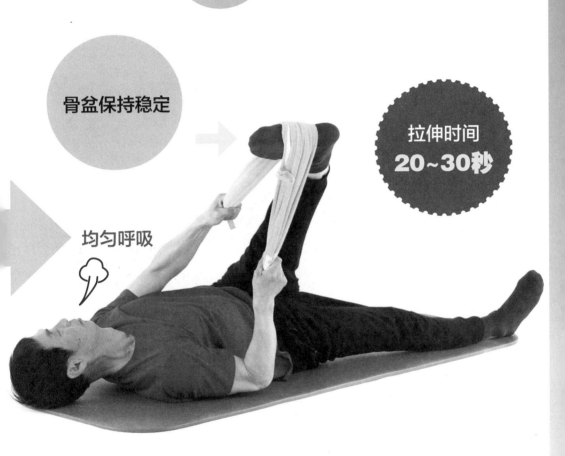

② 用毛巾带动左腿向右旋转约45度，保持拉伸动作20~30
秒，回到初始姿势。另一侧动作要点相同。

动作 5

蚌式练习

双腿屈膝
约90度

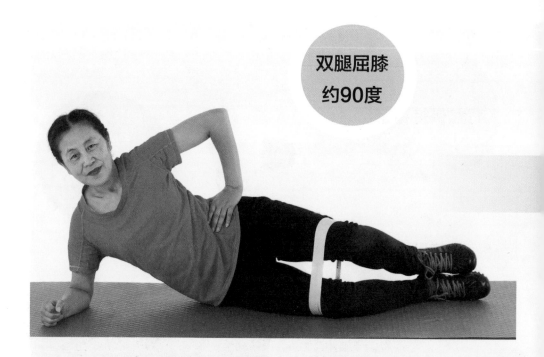

1 侧躺在瑜伽垫上，腰背挺直，上身放松。右臂肘部撑地，左手叉腰，双腿屈膝约90度。有条件的可以将迷你带固定在膝盖上方，增加动作难度。

动作要点 身体与腿部的位置关系

进行蚌式练习时注意臀部不要过于靠前或靠后，应与上身保持在一条直线上，有利于更好地感受臀肌的拉伸。

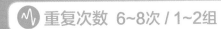

重复次数 6~8次 / 1~2组

缓解
疼痛

保持时间
1~2秒

抬腿时呼气，下落时吸气

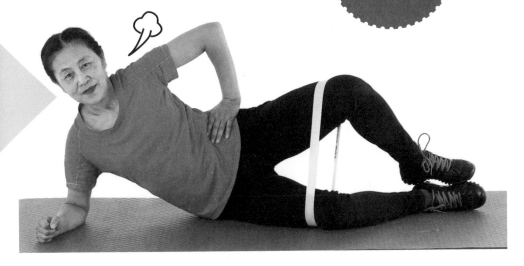

② 左腿膝盖向上抬起，再缓缓落下，感受臀部肌肉有明显
酸胀感。重复动作，另一侧动作要点相同。

感受臀部肌肉有明显酸
胀感！

中等　　强烈

注意！

在模仿"河蚌开合"的过程中，
要注意保持骨盆稳定。

动作 1 # 网球滚压大腿前群内侧肌肉

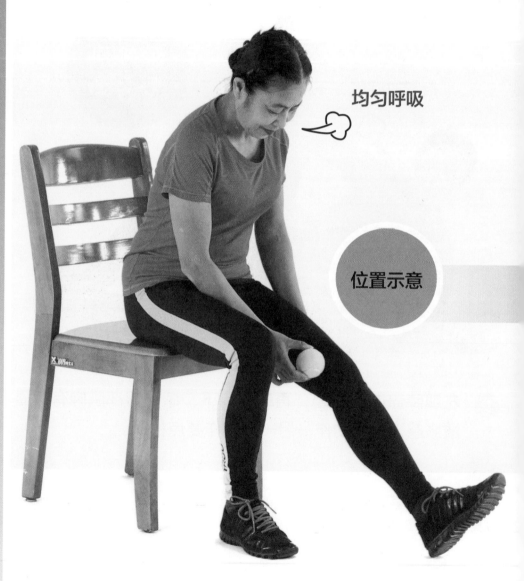

均匀呼吸

位置示意

1 坐在椅子上，右腿屈膝，左腿前伸，左脚跟触地，左手轻扶左腿外侧，右手持网球。

🕐 保持时间 30~60秒 / 1~2组

缓解
疼痛

滚压时间
30~60秒

沿大腿内
侧滚动

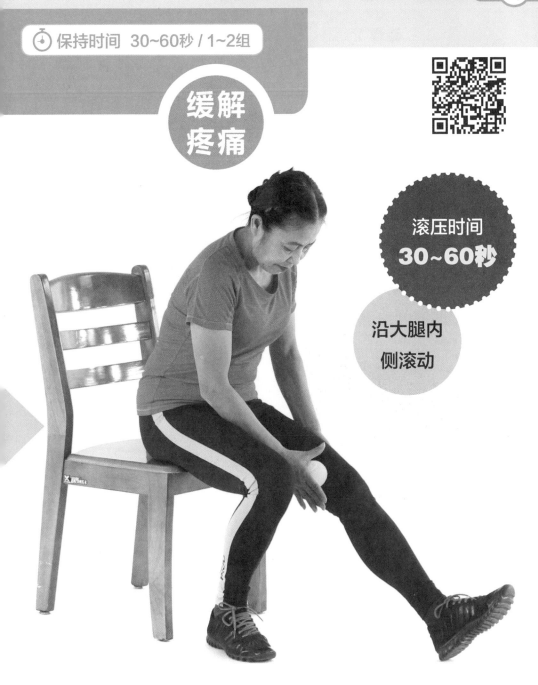

② 将网球沿左腿大腿前部的内侧来回滚动，保持一段时间。另一侧动作要点相同。

动作2 # 网球滚压大腿内侧肌肉

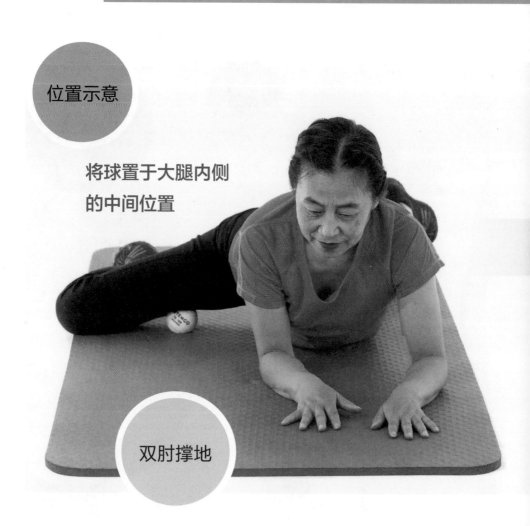

位置示意

将球置于大腿内侧
的中间位置

双肘撑地

1 俯卧姿，双臂在胸前屈肘撑地，左腿向身后打开，右腿屈膝，右腿大腿内侧压在网球上。

🕐 保持时间 30~60秒 / 1~2组

缓解
疼痛

滚压时间
30~60秒

注意!

滚压时不要塌腰。

均匀呼吸

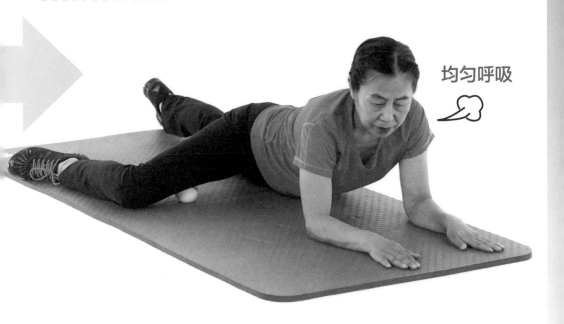

② 双臂和左腿支撑身体左右滚动。保持滚压动作一段时间。
   另一侧动作要点相同。

动作 3

坐姿拉伸大腿内侧肌肉

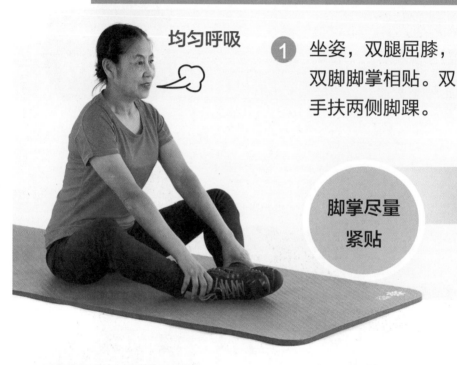

均匀呼吸

1 坐姿，双腿屈膝，双脚脚掌相贴。双手扶两侧脚踝。

脚掌尽量紧贴

进阶动作

保持坐姿，两腿伸直，尽可能向两侧打开。双臂在身体侧后方支撑，上身尽量前俯，保持动作一段时间。

⏱ 保持时间 20~30秒 / 1~2组

缓解
疼痛

拉伸时间
20~30秒

不要弓背
和耸肩

② 保持上身平直，然后前倾下压，肘部发力向地面方向推动双腿，拉伸大腿内侧肌肉。保持动作一段时间，恢复为初始姿势。

感受大腿内侧肌肉的拉伸感！

中等　　强烈

两腿伸直

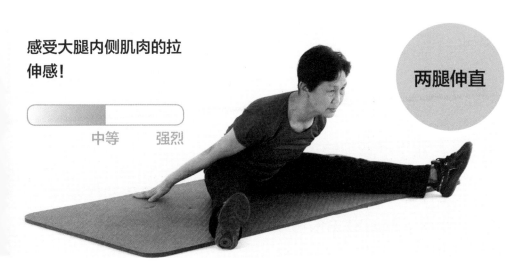

动作4 # 跪姿拉伸大腿前群内侧肌肉

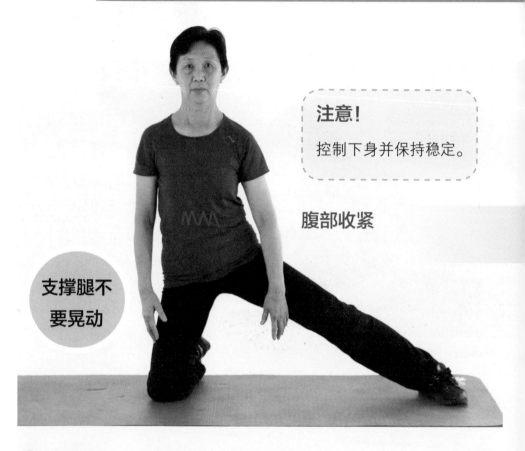

注意!

控制下身并保持稳定。

腹部收紧

支撑腿不要晃动

① 半跪姿，左腿向左侧打开伸直，脚尖斜向前。右腿屈膝撑地。

动作要点

双手尽量前伸

拉伸时双手尽量往脚尖方向够，但是双腿动作不要变形，同时避免弓背和重心不稳定造成的晃动。

保持时间　20~30秒 / 1~2组

缓解
疼痛

保持时间
20~30秒

均匀呼吸

手臂尽量伸
向远方

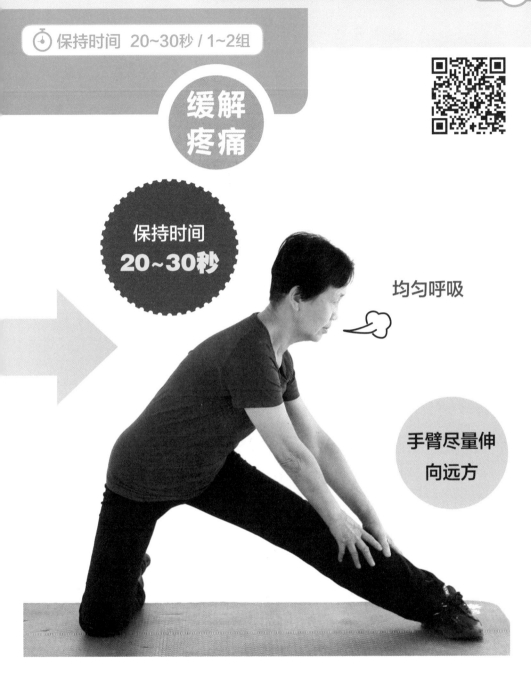

② 上身左转，双手沿左腿缓缓伸向脚踝，保持动作一段时间，恢复为初始姿势。另一侧动作要点相同。

117

动作5

坐姿伸膝

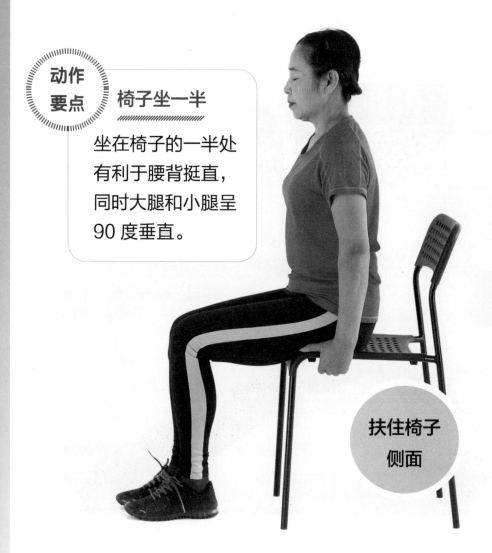

动作要点　椅子坐一半

坐在椅子的一半处有利于腰背挺直，同时大腿和小腿呈90度垂直。

扶住椅子侧面

① 坐在椅子上，双腿屈膝，双手扶椅子两侧。

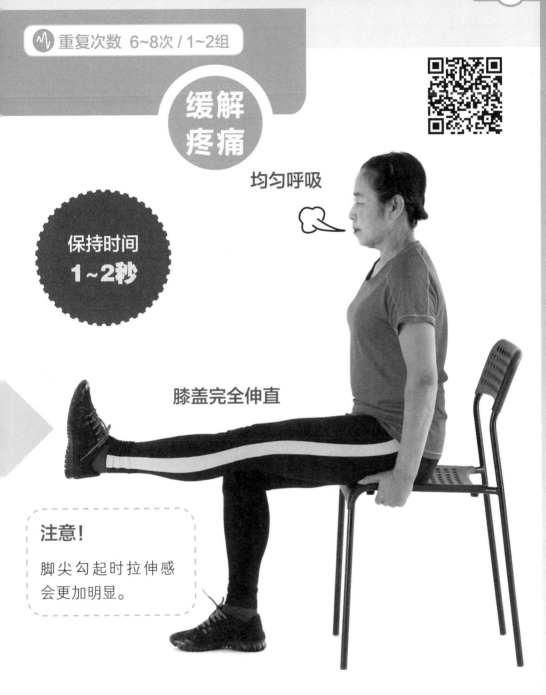

重复次数 6~8次 / 1~2组

缓解
疼痛

保持时间
1~2秒

均匀呼吸

膝盖完全伸直

注意!

脚尖勾起时拉伸感
会更加明显。

② 左腿慢慢抬起，直至小腿与地面平行，然后恢复为初始
姿势。重复动作。另一侧动作要点相同。

119

动作 1 # 网球滚压大腿前群肌肉

位置示意

动作要点 找到正确位置

将腿伸直，脚跟触地，脚尖微微翘起，找到膝盖上方微微凸起的肌肉。

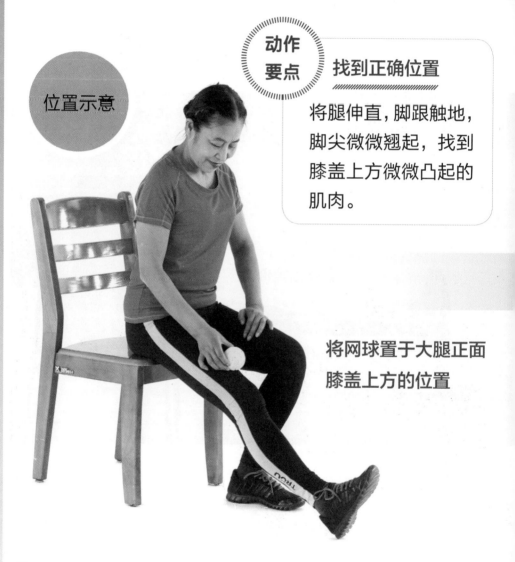

将网球置于大腿正面膝盖上方的位置

① 坐在椅子上，左腿屈膝，右腿伸直，脚跟触地，左手搭在左腿上，右手持网球。

保持时间 30~60秒 / 1~2组

缓解
疼痛

滚压时间
30~60秒

均匀呼吸

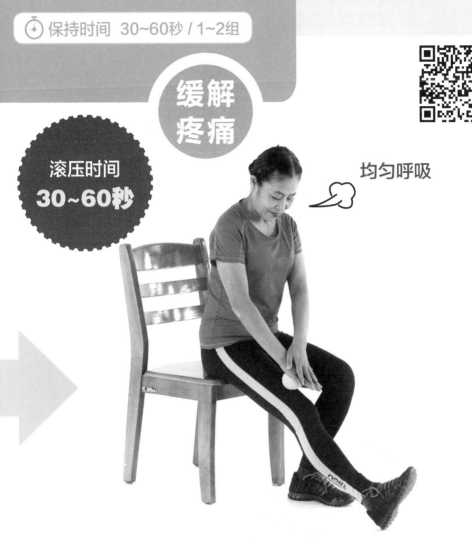

② 用双手将网球沿右腿大腿前侧来回滚动，保持一段时间。另一侧动作要点相同。

下一个动作： **动作 2**

扶椅拉伸大腿前群肌肉

▶ 见第56页

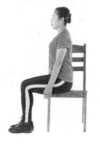
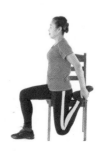

动作 3

站姿抗阻挺髋

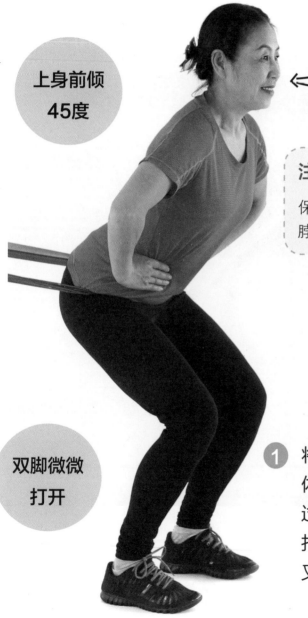

上身前倾
45度

屈膝半蹲时吸气

注意!

保持腰背挺直,不要塌腰,脖子注意不要前倾。

双脚微微
打开

1 将弹力带两端固定在身体后方,弹力带中间绕过腰部前方。双腿稍稍打开,屈膝半蹲,双手叉腰,上身前倾45度。

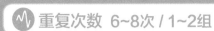
重复次数 6~8次 / 1~2组

缓解
疼痛

停留
1~2秒

直立挺髋时呼气

② 伸膝伸髋，使身体直立。

动作
要点　　臀部夹紧

挺髋时臀部夹紧，
腹部也要收紧，站
直后停留片刻。

动作 4

站姿伸髋

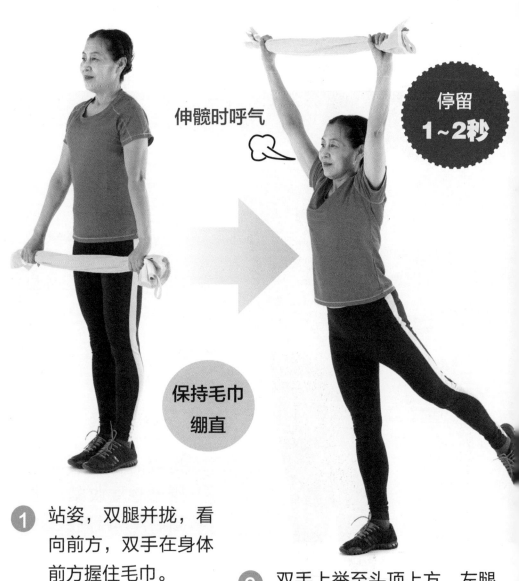

伸髋时呼气

停留
1~2秒

保持毛巾
绷直

1 站姿，双腿并拢，看
向前方，双手在身体
前方握住毛巾。

2 双手上举至头顶上方，左腿
向后伸直打开。然后换右腿
向后伸直打开。重复动作。

重复次数 6~8次 / 1~2组

缓解疼痛

保持重心稳定

腿伸直

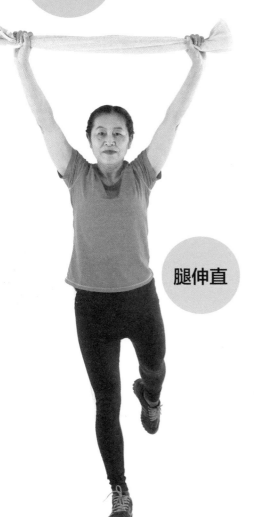

下一个动作： **动作 5**

坐姿伸膝

➡ 见第118页

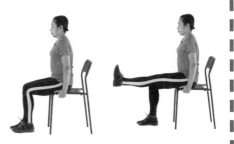

下一个动作： **动作 6**

扶椅单腿燕式平衡

➡ 见第70页

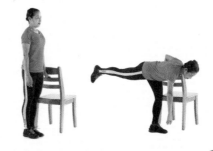

第 5 章

　　在跟随前面章节的内容进行锻炼后，相信你的膝盖变得更加结实了，也可以参加更多的运动了，尤其是大部分老年人喜欢的广场舞和太极拳。本章针对广场舞和太极拳设置了综合锻炼方案，跟随练习，会让你的广场舞和太极拳表现更加出彩！

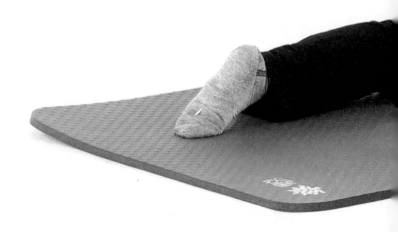

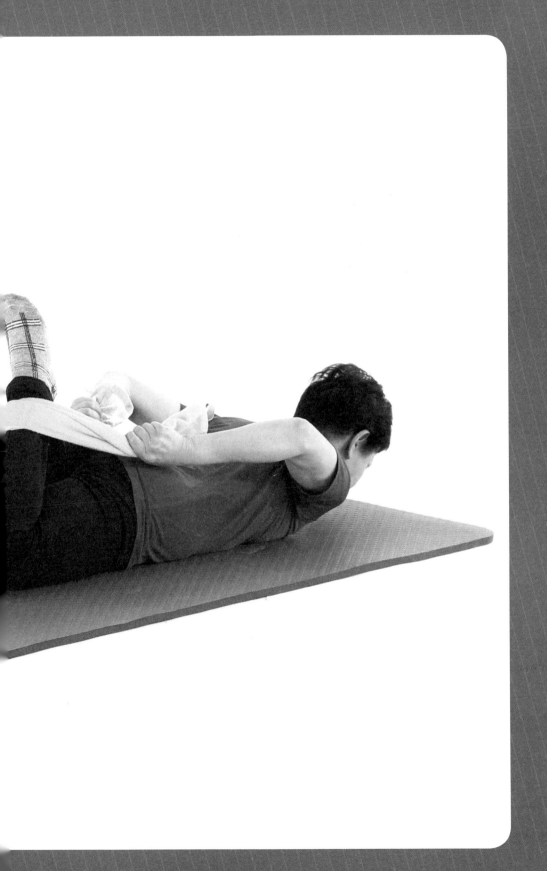

动作 1 # 站姿拉伸大腿前群肌肉

注意不要
耸肩，肩
部应放松

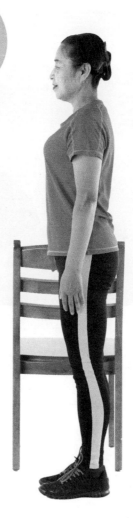

1 侧身站立在椅子旁，右手扶稳椅背。上身挺直，肩膀
自然下沉，目视前方。

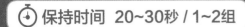

保持时间 20~30秒 / 1~2组

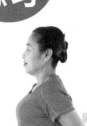
舞王练习

感受大腿前群肌肉有中等程度的拉伸感！

中等　　强烈

向前拉

保持时间
20~30秒

全程不要憋气

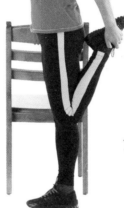

② 左腿向后抬起，左手扶左脚并将其向臀部方向拉伸。回到初始姿势。另一侧动作要点相同。

下一个动作：　**动作 2**

坐姿拉伸臀肌

➡ 见第54页

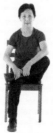 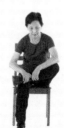

动作 4

向前顶膝

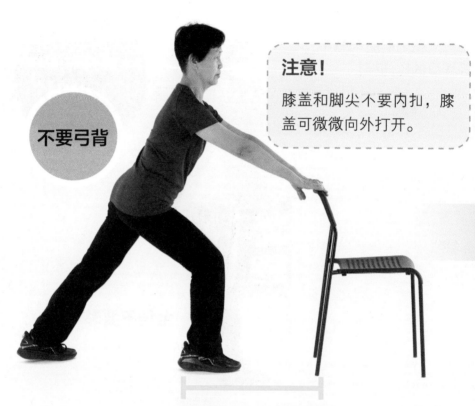

不要弓背

注意!

膝盖和脚尖个要内扣,膝盖可微微向外打开。

距离椅子约一臂距离

① 站在椅子后方,右腿在前,屈右膝,成弓箭步姿势。

上一个动作: **动作 3**

坐姿拉伸大腿后群肌肉

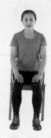 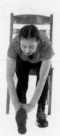

➡ 见第58页

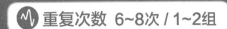

重复次数 6~8次 / 1~2组

舞王练习

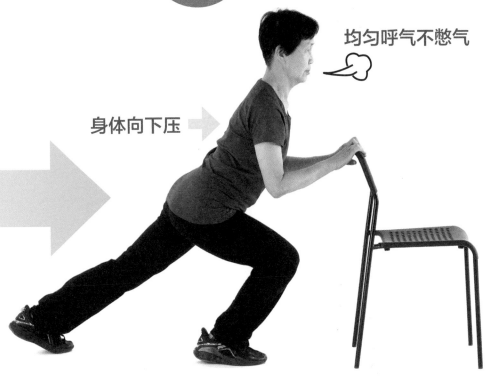

均匀呼气不憋气

身体向下压 ➡

② 双手扶椅背，上身下压，保持一段时间后恢复为初始姿势。重复动作。另一侧动作要点相同。

动作要点 循序渐进地顶膝

老年人膝盖相对脆弱，可以逐渐加大顶膝的幅度，避免突然用力造成的损伤。

动作 5

燕式平衡

全程均匀呼吸

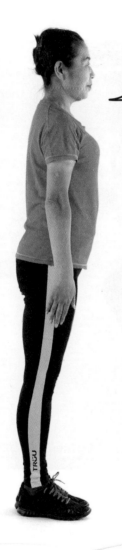

1 自然站立,腹部收紧,双臂自然垂于体侧。

注意!

双脚脚尖朝前,膝盖不要内扣。头部、臀部、腿部呈一条线。

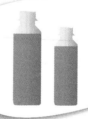

可以用家中的生活物品,如灌满液体的洗衣液桶、矿泉水瓶等来增加负重。

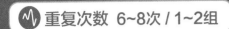

重复次数　6~8次 / 1~2组

舞王练习

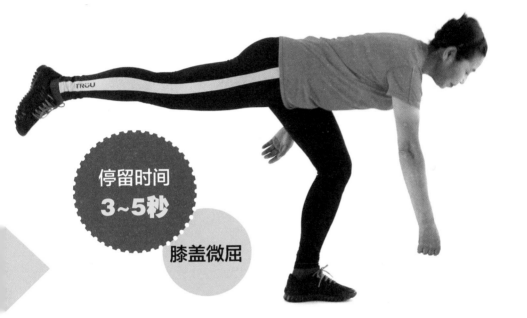

停留时间
3~5秒

膝盖微屈

2 右腿向后平伸，同时上身前倾，直到头部、臀部、腿部位于一条水平线上。然后恢复为初始姿势，重复动作。身体另一侧的动作要求相同。

下一个动作：　**动作 6**

站姿抗阻挺髋
见第122页

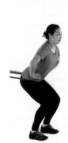
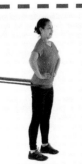

动作 7

靠墙深蹲

均匀呼吸

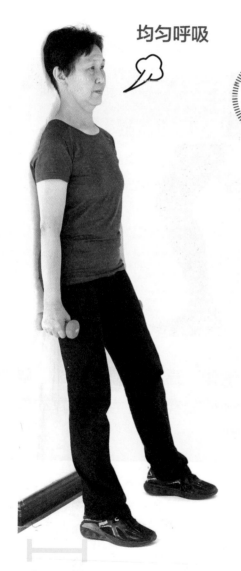

脚跟距离墙壁一定距离

动作要点 上身贴墙

保持腰背挺直，后脑勺、肩膀、臀部都贴近墙壁，下巴微收。

① 双手握哑铃，背靠墙壁站立，双脚脚跟距离墙壁约一脚的距离。

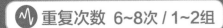

重复次数 6~8次 / 1~2组

舞王
练习

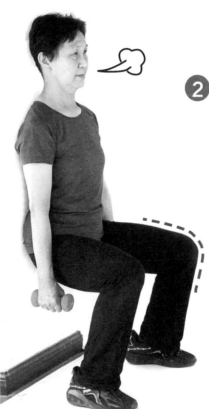

2 屈膝屈髋，身体下降，直至髋关节、膝关节夹角均为90度。

注意！

如果出现膝部不适，应量力而为，不可盲目追求下蹲的深度。

下一个动作： **动作 8**

扶椅单腿提踵

➡ 见第68页

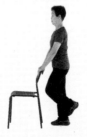

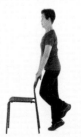

动作 4

单腿提踵

第一个动作： **动作 1**

扶椅拉伸大腿前群肌肉

➡ 见第56页

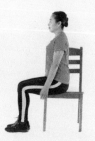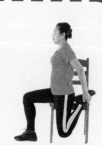

下一个动作： **动作 2**

坐姿拉伸臀肌

➡ 见第54页

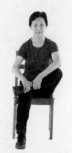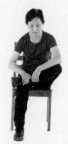

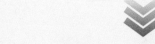

下一个动作： **动作 3**

髂胫束拉伸

➡ 见第60页

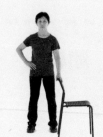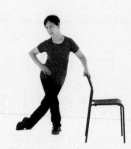

重复次数 6~8次 / 1~2组

太极达人

① 站姿，双手握哑铃。右脚踏上踏板，左脚在后方悬空。

② 右脚脚尖撑地、脚跟抬起，进行提踵。随后恢复为初始姿势，重复规定的次数。另一只脚的动作要求相同。

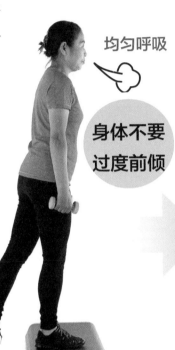

均匀呼吸

身体不要过度前倾

悬空脚在支撑腿正后方

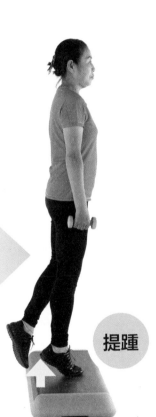

提踵

下一个动作： **动作 5**

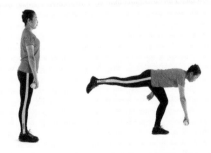

燕式平衡

➡ 见第132页

动作 6

单腿下蹲

均匀呼吸

保持时间
1~2秒

蹲至最低
位置

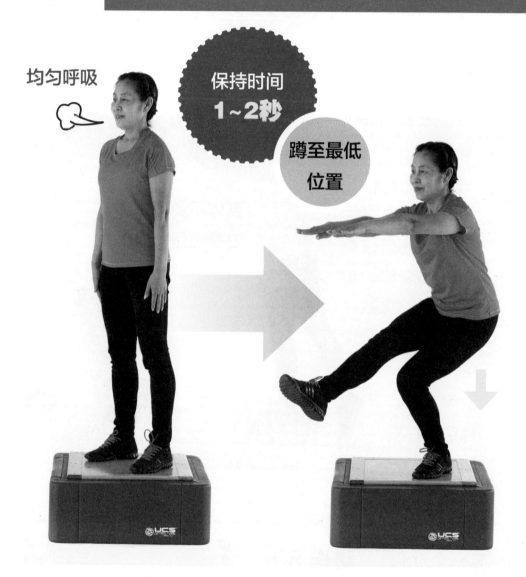

① 在跳箱上站立，腹部收紧。若无跳箱，可站立在平坦开阔的地面上或柔软的瑜伽垫上。

② 左腿支撑身体，右腿向前抬起。左腿缓慢下蹲，同时双臂向前打开，上身略前倾。另一侧动作要点相同。

重复次数 6~8次 / 1~2组

太极
达人

进阶动作

注意!
进阶动作难度较大，请中老年人在家人的陪护下进行练习，否则请略过本动作。

双手同握一个哑铃，增加负重。单腿下蹲时，手臂向前平伸，将哑铃送出去。其他动作要点与基本动作相同。

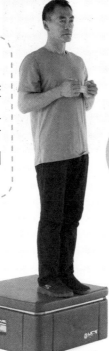

上身略向前倾斜

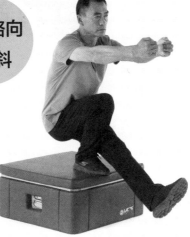

下一个动作：**动作 7**

负重深蹲

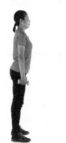
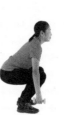

➡ 见第90页

作者简介

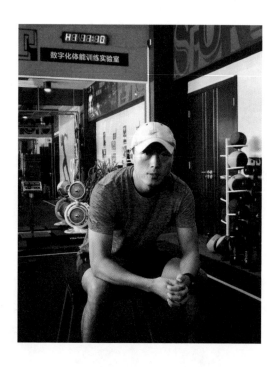

闫琪

　　国家体育总局体育科学研究所研究员，博士，中国老年医学学会运动健康分会常委；美国国家体能协会认证体能训练专家（CSCS）；FMS 国际认证讲师；FMS、SFMA 高级认证专家；国家体育总局备战奥运会体能训练专家组成员；国家体育总局教练员学院体能训练培训讲师；多名奥运会冠军运动员的体能教练；中国人民解放军南部战区飞行人员训练伤防治中心专家；曾多次到不同部队进行讲座和提供体能训练指导；获奥运会科技先进个人、全国体育事业突出贡献奖等奖项。出版《膝关节功能强化训练》、《腰部功能强化训练》等多部书籍。